Javier Manrique Tejedor
Mª Inmaculada Figuerol Calderó

# Ética de las profesiones sanitarias

AF151581

Javier Manrique Tejedor
Mª Inmaculada Figuerol Calderó

# Ética de las profesiones sanitarias

## Ética aplicada

Editorial Académica Española

**Impressum / Aviso legal**

Bibliografische Information der Deutschen Nationalbibliothek: Die Deutsche Nationalbibliothek verzeichnet diese Publikation in der Deutschen Nationalbibliografie; detaillierte bibliografische Daten sind im Internet über http://dnb.d-nb.de abrufbar.
Alle in diesem Buch genannten Marken und Produktnamen unterliegen warenzeichen-, marken- oder patentrechtlichem Schutz bzw. sind Warenzeichen oder eingetragene Warenzeichen der jeweiligen Inhaber. Die Wiedergabe von Marken, Produktnamen, Gebrauchsnamen, Handelsnamen, Warenbezeichnungen u.s.w. in diesem Werk berechtigt auch ohne besondere Kennzeichnung nicht zu der Annahme, dass solche Namen im Sinne der Warenzeichen- und Markenschutzgesetzgebung als frei zu betrachten wären und daher von jedermann benutzt werden dürften.

Información bibliográfica de la Deutsche Nationalbibliothek: La Deutsche Nationalbibliothek clasifica esta publicación en la Deutsche Nationalbibliografie; los datos bibliográficos detallados están disponibles en internet en http://dnb.d-nb.de.
Todos los nombres de marcas y nombres de productos mencionados en este libro están sujetos a la protección de marca comercial, marca registrada o patentes y son marcas comerciales o marcas comerciales registradas de sus respectivos propietarios. La reproducción en esta obra de nombres de marcas, nombres de productos, nombres comunes, nombres comerciales, descripciones de productos, etc., incluso sin una indicación particular, de ninguna manera debe interpretarse como que estos nombres pueden ser considerados sin limitaciones en materia de marcas y legislación de protección de marcas y, por lo tanto, ser utilizados por cualquier persona.

Coverbild / Imagen de portada: www.ingimage.com

Verlag / Editorial:
Editorial Académica Española
ist ein Imprint der / es una marca de
OmniScriptum GmbH & Co. KG
Heinrich-Böcking-Str. 6-8, 66121 Saarbrücken, Deutschland / Alemania
Email / Correo Electrónico: info@eae-publishing.com

Herstellung: siehe letzte Seite /
Publicado en: consulte la última página
**ISBN: 978-3-659-09467-5**

Copyright / Propiedad literaria © 2015 OmniScriptum GmbH & Co. KG
Alle Rechte vorbehalten. / Todos los derechos reservados. Saarbrücken 2015

# ÍNDICE

# CAPÍTULO 1: Introducción

En la actualidad, las profesiones sanitarias se enfrentan a un importante aumento de los avances tecnológicos que pueden en ocasiones generar problemas éticos en la prestación de la asistencia sanitaria dando como resultado situaciones difíciles de resolver para los profesionales. En estas circunstancias los principios y los valores del profesional cobran especial relevancia y en ocasiones se llega a necesitar cierta ayuda para tomar decisiones.

En el ámbito de la salud y la enfermedad surgen cuestiones delicadas de tipo antropológica, sanitaria, ética, social, legal, etc. como por ejemplo el inicio de la vida, la enfermedad, la muerte… Los medios técnicos disponibles, los costes de los métodos diagnósticos y terapéuticos, las expectativas y deseos de los pacientes, etc. son aspectos en torno a los que puede haber discrepancias.

La asistencia sanitaria vigente conlleva una serie de exigencias, no sólo en cuanto a los resultados de los tratamientos, sino también en cuanto a los valores, con el fin de conseguir una atención al paciente basada en la excelencia y la responsabilidad. Cada profesión dispone de un código deontológico que proporciona una serie de normas que todos los profesionales pertenecientes a una profesión deben cumplir en el desarrollo de sus tareas, pero además está a su disposición la ética profesional, que complementa a dichos códigos profesionales y ofrece la posibilidad de justificar cada acción que se realiza al paciente.

En el seno de la asistencia sanitaria, existen una serie de influencias derivadas del propio avance de la ciencia y de la tendencia a la globalización de la sociedad actual, es decir, el profesional a veces tiene que enfrentarse a problemas externos al propio ejercicio de su actividad profesional que pueden suponerle problemas para lograr una atención óptima a la persona enferma que tiene a su cargo.

La relación del profesional sanitario con el paciente es una relación distinta a cualquier otra relación entre un profesional y su cliente. En dicha relación hay una parte científica, una parte humana y una parte moral, ya que el cliente es una persona con dignidad y necesitada de ayuda. En ocasiones, no se le presta demasiada atención a cómo debe ser dicha relación. Habrá situaciones en las que se podrá conseguir la curación del paciente, pero habrá otras en las que no se podrá conseguir que recupere el mismo nivel de salud que tenía con anterioridad e incluso a veces se tendrá la certeza de que será imposible conseguirlo y la atención deberá ser de tipo paliativo. Por tanto, sería más correcto cambiar el concepto "curar" por el de "cuidar". La palabra "terapéutica" significa "curación" pero también "servicio" y "cuidado". De la misma manera el término latino "curatio" significa "cuidado" o "cura". En resumen, que el profesional sanitario no es sólo el que diagnostica, sino el que a veces cura y siempre cuida. Por eso cuidar quizá sea la principal justificación de la actividad de los profesionales dedicados a la salud.

Cuando una persona ejerce una profesión sanitaria la empatía con el paciente tiene que ser parte esencial de su conducta, es decir, el cuidado como tal no debe limitarse a una serie de habilidades técnicas y procesos diagnósticos y terapéuticos que se realizan al enfermo sino que implica una serie de conductas centradas en ayudar, respetar y defender al que lo necesita constituyendo por tanto un compromiso moral con el paciente y por extensión con la sociedad.

Otro aspecto importante sobre los problemas morales que surgen en el mundo de la salud y la enfermedad aparece tras reflexionar sobre los cambios del contexto sociocultural y sanitario respecto a antaño puesto que los valores individuales, sociales, familiares, culturales y religiosos han ido variando a medida que ha evolucionado la sociedad en general.

De especial dificultad es tomar una determinación ante cada una de las situaciones controvertidas a las que el profesional sanitario se enfrenta en la atención a los pacientes. Es lo que denominamos "toma de decisiones". Esta dificultad aumenta sobre todo cuando el paciente se encuentra en situación de vulnerabilidad, fragilidad o discriminación. Determinar los aspectos que hay que tener en cuenta para realizar la toma de decisiones y los pasos que se deben seguir para hacerlo correctamente cobra mucha importancia en el ejercicio de cada una de las profesiones sanitarias.

Se puede pensar que todos estos aspectos, que a priori parecen simples, no implican conflictos de forma general. Sin embargo, no siempre es así ya que en la práctica clínica se producen casos en los que surgen conflictos que pueden desembocar en conductas no deseables por parte de los profesionales, sobre todo si los dilemas éticos no se analizan detenidamente y a partir de unas bases éticas fundamentadas, lo que conlleva a un resultado final no satisfactorio.

# CAPÍTULO 2: Antecedentes

El término "bioética" fue utilizado por primera vez por V.R. Potter en el año 1970 haciendo referencia a los problemas que el desarrollo de la tecnología planteaba a un mundo en el que los valores eran, en numerosas ocasiones, despreciados. Se estaba produciendo un desequilibrio entre el desarrollo tecnológico, que otorgaba al hombre el poder de manipular aspectos del ser humano y su medio, y su sentido de la responsabilidad, que debería orientar esos avances en beneficio del propio hombre y de su entorno. De la bioética espera que se formulen unos principios que permitan afrontar con responsabilidad las distintas posibilidades que ofrece la tecnología para conseguir un bien social y ayudar a la construcción de una sociedad más digna, respetuosa y justa.

Potter entendía la bioética como una ética para la vida que vaya unida al rápido avance de la tecnología pues en la práctica diaria sanitaria emergen dilemas éticos que es necesario resolver de manera congruente (por ejemplo en el inicio y final de la vida, en la investigación con seres humanos, en los derechos de los pacientes...). Y no solamente esto sino que además buscaba incluir una reflexión crítica sobre la sociedad y los avances científicos que en ella se producen desarrollando un sistema ético cuyo objetivo primario fuera conseguir un bien social.

Hace más de 40 años ya se consideraba que sólo si se garantiza una formación interdisciplinar a la vez teórica y práctica en bioética, que aumente los conocimientos para afrontar los dilemas éticos, se puede conseguir aquel objetivo. Y esta formación se vuelve especialmente importante en la medicina asistencial moderna y de investigación.

Puede hacerse una división de la bioética en dos partes: una parte general o fundamental y una parte especial o aplicada. La bioética general se ocupa de los fundamentos éticos, de los principios y de los valores que deben guiar los juicios éticos y la bioética especial se ocupa de los dilemas específicos en cada caso según sea el terreno médico, político o social, como por ejemplo los modelos de asistencia sanitaria, la distribución de recursos, la relación entre profesional y paciente, dilemas sobre el aborto, dilemas sobre la eutanasia, las prácticas médicas, la experimentación con seres humanos, etc. La ética de las profesiones sanitarias se incluiría en esta parte de la bioética especial pero en todo caso estará relacionada con la bioética general puesto que de una manera u otra dependerá y estará condicionada por el enfoque que se le dé a ésta.

El ejercicio de cualquier profesión sanitaria ha planteado desde siempre problemas éticos y ha exigido a los profesionales de la salud tener conocimientos sobre ética y moral y aplicarlos en cada actuación.

Ya desde la antigüedad en la Medicina han estado presentes los códigos éticos. Un claro ejemplo de ello son textos como El Juramento Hipocrático. El médico griego Hipócrates (siglo V a.C.), también llamado padre de la Medicina, creó unas instrucciones para la práctica de la Medicina a modo de juramento cuando empezó a instruir.

---

### JURAMENTO HIPOCRÁTICO

*Juro por Apolo, médico, por Asclepio, y por Higía y Panacea, y por todos los dioses y diosas del Olimpo, tomándolos por testigos, cumplir este juramento según mi capacidad y mi conciencia.*

*Venerar como a mi padre al que me enseñó este arte, compartiré mis bienes con él y, si lo necesitara, le ayudaré con mis bienes. Consideraré a sus hijos como si fueran mis hermanos y, si desean aprender el arte médico, se lo enseñaré sin exigirles nada en pago. A mis hijos, a los hijos de mi maestro y a los que se obligaran con el juramento que manda la ley de la Medicina, y a nadie más, les enseñaré los preceptos, las lecciones y la práctica.*

*Aplicaré mis tratamientos para beneficio de los enfermos, según mi capacidad y buen juicio, y me abstendré de hacerles daño o injusticia. A nadie, aunque me lo pidiera, daré un veneno ni a nadie le sugeriré que lo tome. Del mismo modo, nunca proporcionaré a mujer alguna un pesario abortivo.*

*Viviré y ejerceré siempre mi arte en pureza y santidad. No practicaré la cirugía en los que sufren de cálculos, antes bien dejaré esa operación a los que se dedican a ella. Siempre que entrare en una casa, lo haré para bien del enfermo. Me abstendré de toda mala acción o injusticia y, en particular, de tener relaciones eróticas con mujeres o con hombres, ya sean libres o esclavos.*

*Todo lo que vea y oiga en el ejercicio de mi profesión, y todo lo que supiere acerca de la vida de alguien, si es cosa que no debe ser divulgada, lo callaré y lo guardaré con secreto inviolable.*

*Si fuera fiel a este juramento y no lo violara, viva yo feliz y que se me conceda gozar de mi vida y de mi arte, y ser honrado para siempre entre los hombres y por la más remota posteridad. Si lo quebrantara y jurara en falso, que me suceda lo contrario.*

El juramento ha sido utilizado a lo largo de la historia y ha sido el fundamento de la instrucción médica en los últimos siglos. Este escrito se ha ido adaptando a las circunstancias de la sociedad de cada momento y ha sido actualizado en varias ocasiones como por ejemplo en la Declaración de Ginebra (1948).

En 1946 se creó el "Código" de Nüremberg en respuesta a los experimentos médicos criminales que realizaron los nazis sobre presos de guerra o civiles no alemanes. Estos experimentos criminales, no solo no fueron impedidos por los cargos de la autoridad alemana de aquel momento, sino que fueron ordenados y permitidos por ellos.

Terminada la II Guerra Mundial se redactó este "Código" para asegurar que a partir de entonces la investigación con humanos se llevara a cabo siempre de forma ética y consentida y para establecer unos principios básicos que toda investigación deba cumplir en relación a la moral, la ética y el derecho.

# "CÓDIGO" DE NÜREMBERG

*1. El consentimiento voluntario del sujeto humano es absolutamente esencial. La persona implicada debe tener capacidad legal para dar su consentimiento y debe estar en una situación que pueda ejercer su libertad de escoger, sin la intervención de cualquier elemento de fuerza, fraude, engaño, coacción o algún otro factor coercitivo, y debe tener el suficiente conocimiento y comprensión del asunto en sus distintos aspectos para que pueda tomar una decisión consciente.*

*2. El experimento debería ser tal que prometiera dar resultados beneficiosos para el bienestar de la sociedad, y que no pudieran ser obtenidos por otros medios de estudio. No podrán ser de naturaleza caprichosa o innecesaria.*

*3. El experimento deberá diseñarse y basarse sobre los datos de la experimentación animal previa y sobre el conocimiento de la historia natural de la enfermedad y de otros problemas en estudio que puedan prometer resultados que justifiquen la realización del experimento.*

*4. El experimento deberá llevarse a cabo de modo que evite todo sufrimiento o daño físico o mental innecesario.*

*5. No se podrán realizar experimentos de los que haya razones a priori para creer que puedan producir la muerte o daños incapacitantes graves; excepto, quizás, en aquellos experimentos en los que los mismos experimentadores sirvan como sujetos.*

*6. El grado de riesgo que se corre nunca podrá exceder el determinado por la importancia humanitaria del problema que el experimento pretende resolver.*

*7. Deben tomarse las medidas apropiadas y se proporcionaran los dispositivos adecuados para proteger al sujeto de las posibilidades, aun de las más remotas, de lesión, incapacidad o muerte.*

*8. Los experimentos deberían ser realizados sólo por personas cualificadas científicamente. Deberá exigirse de los que dirigen o participan en el experimento el grado más alto de competencia y solicitud a lo largo de todas sus fases.*

*9. En el curso del experimento el sujeto será libre de hacer terminar el experimento, si considera que ha llegado a un estado físico o mental en que le parece imposible continuar en él.*

*10. En el curso del experimento el científico responsable debe estar dispuesto a ponerle fin en cualquier momento, si tiene razones para creer, en el ejercicio de su buena fe, de su habilidad comprobada y de su juicio clínico, que la continuación del experimento puede probablemente dar por resultado la lesión, la incapacidad o la muerte del sujeto experimental.*

En 1964 la Asociación Médica Mundial (AMM) promulgó la Declaración de Helsinki como una propuesta de principios éticos para la investigación médica en seres humanos dirigida a médicos y a otro tipo de profesionales. Esta declaración incluye aspectos como el de proteger la vida, la salud, la integridad, la intimidad y la confidencialidad de las personas que participan en la investigación. También otras como la obligatoriedad de una formación y cualificación adecuadas del investigador, la obligatoriedad del consentimiento de los sujetos a estudiar, la necesidad de un proyecto y un protocolo aceptados y apoyados en la bibliografía científica disponible, etc.

---

### RESUMEN DECLARACIÓN DE HELSINKI

*La Declaración está destinada principalmente a los médicos y a otros participantes en la investigación médica en seres humanos a adoptar estos principios y tiene el deber de promover y velar por la salud de los pacientes, incluidos los que participan en investigación médica.*

*En investigación médica en seres humanos, el bienestar de la persona que participa en la investigación debe tener siempre primacía sobre todos los otros intereses.*

*La investigación médica está sujeta a normas éticas que sirven para promover el respeto a todos los seres humanos y para proteger su salud y sus derechos individuales.*

*Los principios generales para cualquier investigación serán proteger la vida, la salud, la dignidad, la integridad, el derecho a la autodeterminación, la intimidad y la confidencialidad de la información personal de las personas que participan en investigación. El protocolo de la investigación debe aprobarse por un comité de ética independiente antes del estudio.*

*La investigación debe ser llevada a cabo sólo por personas con la formación científica apropiada, valorar riesgos y costos.*

*Se debe suspender el experimento en marcha si se observa que los riesgos que implican son más importantes que los beneficios esperados.*

*Cada individuo participante debe recibir información adecuada acerca de los objetivos, métodos, fuentes de financiamiento y posibles conflictos de intereses, beneficios calculados y riesgos. También de retirar su consentimiento en cualquier momento y de firmar el consentimiento informado.*

En 1978 surge el Informe Belmont ante la necesidad de formular unos principios éticos más amplios que pudieran servir como base para formular, criticar e interpretar reglas específicas. Hasta la fecha el Código de Nüremberg había sido útil pero ocasionalmente y sobre todo ante situaciones complejas resultaba incompleto. En el Informe Belmont se expusieron tres principios que son relevantes para la investigación en personas humanas. Dichos principios no siempre pueden ser aplicados de modo que resuelvan, sin dejar dudas, los problemas éticos en situaciones particulares, pero sí que ofrecen un marco sobre el cual poder analizar cómo resolver dichos problemas. El informe Belmont trata básicamente los siguientes puntos:

A) Límites entre práctica e investigación: el término "práctica" se refiere a actuaciones para aumentar el bienestar del paciente con una expectativa razonable de éxito para obtener el diagnóstico y aplicar los tratamientos, mientras que el término "investigación" se refiere a realizar actividades para probar una hipótesis y sacar conclusiones para generalizar luego las prácticas.

B) Principios éticos básicos:

-respeto por las personas: incluye dos aspectos: uno, que los individuos deben ser tratados de manera autónoma; otro, que las personas con autonomía disminuida tienen derecho a una especial protección

-beneficencia: se debe tratar a las personas con respeto, protegiéndolas de actuaciones dañinas y asegurando su bienestar

-justicia: se debe tratar a todos por igual

C) Aplicaciones:

-consentimiento informado (dando información suficiente, asegurando la comprensión de los sujetos y también su voluntariedad)

-valoración de riesgos y beneficios (naturaleza y alcance de riesgos y beneficios y valoración sistemática)

-selección de sujetos (que sea en condiciones de igualdad e imparcialidad, es decir, que no se ofrezca una investigación potencialmente beneficiosa sólo a algunos pacientes y otra investigación potencialmente peligrosa sólo a otros pacientes)

Todos estos documentos que a lo largo de la historia han ido surgiendo en relación a la ética en la atención y experimentación han influido en el concepto que hoy en día tenemos de la bioética.

La bioética como disciplina nace para responder a los posibles problemas éticos que surgen al aplicar a los pacientes la tecnología en el ámbito de la salud y de la investigación biomédica. En un primer momento apareció para mediar en las discusiones sobre la aplicabilidad de la ciencia y la necesidad de redefinir unos conceptos relacionados con el inicio y el fin de la vida. Sin embargo, en la atención que proporcionan día a día los profesionales sanitarios entran en juego más factores aparte de los derivados de los propios avances científicos y por eso poco a poco ha ido modificando su enfoque incorporando a su estudio problemas relacionados con la toma de decisiones en el cuidado de los pacientes por parte de los profesionales sanitarios y también con los derechos de los pacientes y la protección de los mismos y de sus libertades.

Esta nueva dirección de la bioética como reacción frente a los problemas que surgen en el área de la salud ha supuesto la aparición de unas normas y principios asentados en bases éticas con el fin de cuestionar, analizar y regular las conductas de los profesionales de la salud. Toda práctica sanitaria se basa en el cuidado del paciente y la familia y, si en ocasiones se pretende anteponer lo tecnológico, lo científico, lo social o lo económico, ahí debe estar la bioética para garantizar el cumplimiento de unos estándares mínimos (incluidos los éticos) en la relación de ayuda entre profesional y paciente.

# CAPÍTULO 3: Ética de las profesiones y deontología

La deontología es el conjunto de normas que definen los deberes y obligaciones del profesional en el desempeño de sus funciones. Su objetivo es establecer un conjunto de aspectos exigibles a todos los que ejercen una misma profesión y se determina por lo que es aprobado por cada colectivo constituyendo los Códigos Deontológicos.

La ética se refiere normalmente a los valores que guían la conducta de cada profesional y que orientan sobre las actuaciones como miembros de un colectivo proporcionando a través de los Códigos Éticos un apoyo ante los posibles problemas éticos que puedan surgir. Los valores morales constituyen conceptos generales que guían la conducta en un sentido u otro y permiten interpretar la realidad e identificar el carácter preferible de unos bienes sobre otros. Entre dichos valores se encuentran la dignidad, el respeto, la responsabilidad, la igualdad, la justicia, la integridad, etc. y constituyen un sistema de valores que, desde el punto de vista de la práctica sanitaria, los profesionales utilizan ante las diferentes situaciones que han de afrontar. Todos esos valores se encuentran sistematizados en los llamados "principios de bioética".

## 3.1: Códigos Dentológicos

Los códigos deontológicos constituyen los deberes y obligaciones que deben guiar la conducta de los profesionales. Se pueden definir como "un conjunto de compromisos éticos que cada profesional contrae públicamente para garantizar a la sociedad un adecuado nivel de calidad en sus servicios profesionales pudiendo recoger también principios y orientaciones de actuación". Tienen carácter vinculante porque derivan de la conformidad y aceptación de unas normas concretas por parte de todas las personas como miembros de una misma profesión.

Las normas pueden ser de varios tipos: tradicionales, religiosas, jurídicas, morales y profesionales. Las normas deontológicas son normas profesionales que definen los deberes de todos los componentes de una profesión y constituyen una mezcla de normas jurídicas y morales.

Los códigos deontológicos contribuyen a definir la aportación de una determinada profesión a la sociedad y a definir las competencias específicas que posee reivindicando la autonomía e independencia en el ejercicio profesional y regulando las relaciones entre las distintas profesiones.

A pesar de todo lo anterior, las normas deontológicas no son suficientes para asegurar un comportamiento de excelencia por parte del profesional sino que más bien suponen unos requisitos mínimos y obligatorios que deben ser cumplidos.

## 3.2: Códigos Éticos

La diferencia entre códigos éticos y códigos profesionales es que los códigos éticos se basan en valores y los códigos profesionales se basan en normas. Por tanto un código ético orienta hacia una tendencia determinada en las acciones que los profesionales tienen que llevar a cabo y por el contrario un código profesional se basa en normas y por tanto obliga a cumplir un determinado comportamiento.

La ética profesional implica: en primer lugar, considerar los valores profesionales de una manera reflexiva y crítica; en segundo lugar, preservar los valores éticos de una profesión; y, en tercer lugar, un compromiso con la comunidad de ser un buen profesional. Su función es servir de ayuda ante los posibles conflictos éticos con los que se encuentran los profesionales en el ejercicio de su profesión buscando siempre el beneficio del individuo y de la sociedad, orientando sobre qué es ser un buen profesional, qué es bueno hacer, en qué consiste hacer el bien y qué finalidad busca cada profesión.

Este aspecto que proporciona la ética es imprescindible ya que no se puede concebir una asistencia sanitaria sin conjuntar valores y normas. Además, ante el objetivo de conseguir una conducta ética dentro de la práctica sanitaria profesional, no se pueden separar valores y normas porque la asistencia sería deficitaria.

Desde la perspectiva ética y, centrándonos en la actividad sanitaria, la ética profesional proporciona un soporte para que tanto profesionales como organizaciones consigan proporcionar un nivel de calidad en los servicios de salud que permita alcanzar el fin social que legitima dicha actividad.

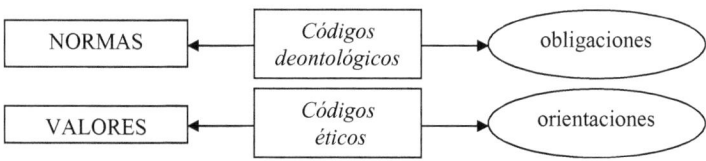

Es importante diferenciar entre los conceptos de ética profesional y deontología profesional evitando interpretarlos como sinónimos y utilizarlos inadecuadamente. Sin embargo, a pesar de ser diferentes, ambas se sitúan dentro de una ética social y deben estar presentes en todos los ámbitos de las actividades humanas. Dentro del concepto de ética se crea una base que proporciona una guía con la cual se puede realizar cualquier tipo de proyecto o actividad humana y que equilibra las necesidades e intereses con las posibilidades y recursos.

Así pues, utilizaremos el concepto de deontología profesional para delimitar las obligaciones establecidas a través de normas que tienen los profesionales de la salud respecto a la sociedad. También supone unos mínimos que la sociedad puede y debe exigir al conjunto de profesionales, es decir, unos mínimos normativos obligatorios.

Por el contrario, utilizaremos el concepto de ética profesional para establecer orientaciones sobre cómo deben ser las actuaciones profesionales y especificar los bienes internos de cada profesión, quedando íntimamente relacionada con la conciencia de cada individuo. En ningún caso la ética debe limitarse a propuestas ideales sino que debe reflexionar sobre las condiciones reales en que los principios deben llevarse a cabo.

Ambas son necesarias y complementarias para toda profesión sanitaria ya que en caso de no estar presente una u otra, se corre el riesgo de llevar a cabo acciones o actividades dentro de una profesión que puedan generar daños a terceros o que busquen un objetivo distinto al del beneficio del paciente.

# CAPÍTULO 4: Concepto y características de la profesión sanitaria

El concepto profesión proviene del término en latín "professio" y es la acción y efecto de profesar o ejercer una ciencia, un oficio o un arte. Actualmente, se entiende por "profesión" una práctica social delimitada por un servicio a la comunidad único, definido y esencial. "Único" significa que el profesional tiene exclusividad para realizar las tareas propias de su profesión; "Definido" quiere decir que las acciones profesionales están sometidas a normativas y se rigen protocolos; y "Esencial" manifiesta que la profesión no es solo un servicio importante, sino que es imprescindible para la sociedad.

Las características propias de las profesiones se pueden definir como actividades ocupacionales:

- en las que de forma institucionalizada o por cuenta propia se presta un servicio específico a la sociedad
- por parte de un conjunto de personas que se dedican a ellas formando con los otros profesionales un colectivo que controla el ejercicio de la profesión
- acceden a ella tras un largo proceso de capacitación teórica y práctica de la cual depende la acreditación o permiso para ejercer dicha profesión

Al establecer los conceptos, hay que hacer una distinción entre "profesión" y el otro tipo de actividad o rol ocupacional denominado "oficio". Las profesiones se han definido siempre por características morales y además necesitan de una ética particular y excepcional, hecho que no requieren los oficios. Además, desde el punto de vista social, las profesiones gozan de un alto prestigio en contraposición con el menor prestigio que tienen los oficios, quizá influido por la alta capacitación y nivel de conocimientos que requieren las profesiones. Esto pude relacionarse con en el hecho de que las profesiones son instituciones sociales "privilegiadas" mientras que los oficios carecen de dicho privilegio.

Se entiende por "práctica" una actividad organizada dirigida a la consecución de un objetivo propio de dicha actividad. En el caso de la práctica o actividad sanitaria, se requiere formación, habilidades, coordinación y cooperación y es realizada por profesionales bien por cuenta propia o bien dentro de organizaciones o instituciones especialmente creadas para conseguir un bien social.

La práctica sanitaria es una de las mejor definidas y delimitadas socialmente. Como toda profesión tiene bienes internos y externos. El bien interno es aquel que únicamente esa profesión puede proporcionar. Su bien interno o propio es la salud, definida como "el estado completo de bienestar físico, psíquico y social; y no solo ausencia de enfermedad". El bien externo es el que es común entre unas profesiones y otras, como por ejemplo la retribución económica, el prestigio o el poder. No confundirlos es de gran importancia en la práctica sanitaria.

Dentro del concepto de práctica es conveniente hacer una reflexión en torno a todo lo que engloba dicho concepto ya que implícitamente también se refiere a *buenas prácticas* y por consiguiente implica un conjunto de principios, valores, conductas y hábitos que permiten alcanzar el bien social propuesto o bien interno. Las buenas prácticas tratan de convertir en hábitos el hecho de hacer las cosas bien, no solo en el aspecto individual sino también en el aspecto organizativo o institucional. Además, el profesional no solamente debe llevar a cabo buenas prácticas, individuales e institucionales, de forma independiente, sino que es necesario que también sea buena la relación e interdependencia entre ellas.

El trabajo del profesional sanitario es la suma de varios componentes entre los que destacan principalmente los conocimientos, las habilidades, las competencias, la experiencia, la normativa del colectivo profesional y los valores. Es sin duda una praxis compleja que debe buscar la atención a la persona de una manera integral para la consecución de unos bienes y que además no solo se limita a una forma de trabajar sino a una forma de vida.

La figura del profesional sanitario comienza en su formación universitaria, se afianza por el hecho de pertenecer a un colectivo profesional y se va modelando al realizar las actividades propias de su profesión, es decir, a lo largo del trabajo que realiza a la sociedad. Dicha figura podría quedar sintetizada en el siguiente cuadro:

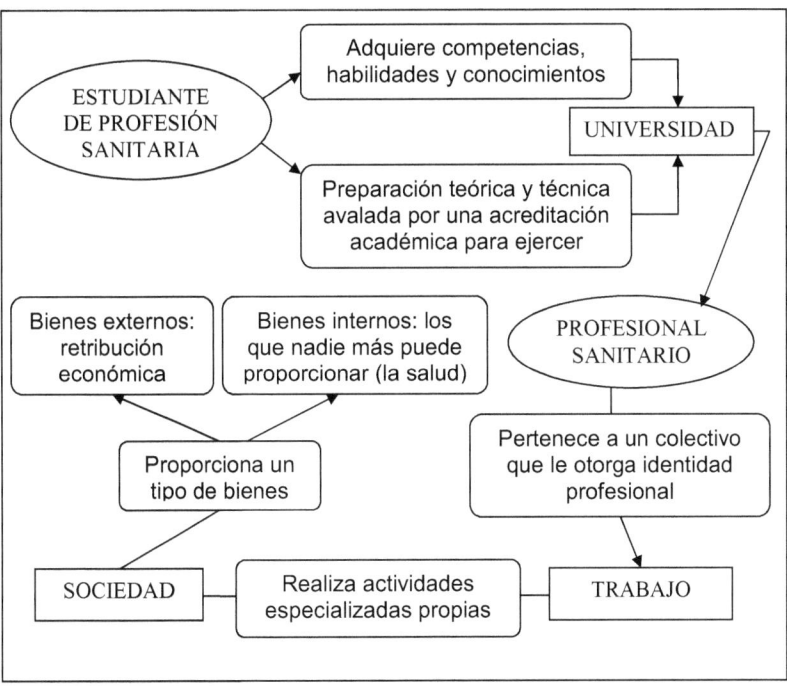

El rol de los profesionales de la salud se estructura en torno a cuatro características:

-universalismo (el profesional sanitario ejerce su actividad con todas las personas que acuden a él)

-funcionalidad específica (la función en su trabajo es curar la enfermedad si es posible y cuidar de la salud de las personas siempre)

-neutralidad afectiva (el profesional debe tratar los problemas de salud de los pacientes con empatía, pero de una manera objetiva y científicamente justificable)

-orientación al bien de la colectividad (en ningún caso anteponer un bien personal antes que el de la comunidad)

En cualquier profesión sanitaria, y sobre todo en su práctica, pueden surgir conflictos que dificulten la consecución del bien social. Estos conflictos se producen sobre todo de la confusión entre bienes internos y bienes externos. Ambos tipos de bienes son necesarios, pero el problema aparece cuando se mezclan y los bienes internos ocupan el lugar de los externos y viceversa.

Según el propio colectivo de profesionales del ámbito de la salud, la esencia de su profesión consiste en el servicio a las personas, es decir, en realizar una actividad que presta una ayuda a la sociedad que ninguna ora profesión puede proporcionarle y que a la vez le produce un valioso beneficio físico, psíquico, social y espiritual.

En el momento de llevar a la práctica cualquier actividad de cualquier profesión sanitaria se vuelve imprescindible analizar los aspectos éticos y morales en cada actuación. Para definir la dimensión ético-moral de la práctica sanitaria es importante analizar la estructura de la relación profesional sanitario-paciente, los valores y normas que subyacen a dicha relación y las decisiones y conductas que se van a llevar a cabo en ella.

# CAPÍTULO 5: Contexto de las profesiones sanitarias

Según la legislación vigente en nuestro país, los profesionales sanitarios tendrán como guía de su actuación el servicio a la sociedad, el interés y salud de las personas a quienes se les presta el servicio, el cumplimiento riguroso de las obligaciones deontológicas, determinadas por las propias profesiones. Además, las profesiones sanitarias se rigen por unos principios que dan sentido moral a las actividades profesionales y desprenden una responsabilidad pública ante la sociedad. Sin embargo, toda actividad profesional está enmarcada dentro de un contexto determinado y analizar dicho contexto se vuelve necesario para preservar los principios éticos que debe cumplir indiscutiblemente.

Para examinar el contexto actual de las profesiones sanitarias es preciso entender tres aspectos: primero, lo que es un profesional de la salud y sus características; segundo, las mediatizaciones o influencias a las que se ven sometidas los profesionales sanitarios; y, tercero, los principios de la ética que se usan para determinar las acciones propias de cada profesión.

En la sociedad actual el trabajo es un elemento importante en la identidad personal, es decir, somos lo que hacemos, a lo que nos dedicamos. El profesional, al realizar sus tareas y debido al contexto social en el que las realiza, se va a enfrentar a problemas como la tecnificación del ejercicio profesional (donde el profesional puede pasar a ser un técnico instrumentalizado cuya única virtud que se le exige es la habilidad y capacidad técnica para obtener resultados), la influencia económica derivada de propio ejercicio (importancia cada vez mayor de los aspectos económicos de la atención sanitaria) y la despersonalización institucional del profesional como persona (que el profesional sea visto por la institución como una pieza que puede ser sustituida cuya función es mecánica).

Toda profesión sanitaria se engloba dentro de un contexto propio y la ética profesional tiene que tener en cuenta dicho contexto y las influencias o mediatizaciones a las que se ven sometidas. Las principales son tres: la influencia de la técnica, la influencia económica y la influencia organizativa o institucional.

A menudo estas influencias son tan fuertes que los profesionales ven restringida de manera estricta su propia actuación como profesional, quedando limitadas sus competencias en función del aspecto técnico, económico u organizativo. La ética profesional puede jugar un papel clave para determinar el margen que queda para la responsabilidad del profesional.

La responsabilidad es la base conceptual para sustentar la relación entre los principios éticos generales y las situaciones concretas que se encuentran los profesionales, entre los programas institucionales y los proyectos personales y entre la formación teórica y las exigencias de la práctica diaria. La responsabilidad de cada componente del sistema sanitario es por consiguiente imprescindible y se debe exigir que exista un cierto margen para dicha responsabilidad de cada profesional para poder solventar los complejos problemas que se pueden plantear día a día en la práctica.

- **Influencia tecnológica de las profesiones:**

El progreso tecnológico y científico ha ayudado al ser humano a resolver problemas relacionados con la salud siendo una herramienta muy importante para mejorar la calidad de vida de las personas sanas y enfermas. Pero como consecuencia de una técnica utilizada sin control pueden surgir amenazas sobre algunos aspectos primordiales de la vida humana quedando ésta a merced de la propia técnica y no al revés.

Ninguna profesión relacionada con la salud puede llevarse a cabo sin contar en mayor o menor medida con los medios técnicos ya que las

24

actividades profesionales son potenciadas por la técnica. La técnica aparece como recurso para proporcionar mayor eficacia en la obtención de los resultados deseados. Pero ese recurso o medio al servicio del ser humano para la consecución de unos objetivos concretos puede pervertirse de tal manera que se invierta el orden y se convierta en un fin en sí. Si el ejercicio profesional se tecnifica sin control puede hacer desaparecer los aspectos éticos de la profesión. En este caso el profesional puede cambiar su rol y pasar a ser un mero técnico exigiéndosele únicamente poseer habilidad en el desarrollo de esas técnicas y olvidando su función global en el proceso de cuidar y curar a las personas

La ética de las profesiones sanitarias tiene una misión clave para evitar que las influencias tecnológicas interfieran en el equilibrio entre tecnología y atención humana.

- **Influencia económica de las profesiones:**

Hoy en día los profesionales ejercen su profesión o bien por cuenta propia o como asalariados contratados por cuenta ajena. La influencia económica del trabajo del profesional sanitario tiene una doble vertiente: la primera afecta al propio profesional pues el trabajo es su medio de vida y la segunda afecta al propio sistema o empresa que sustenta la actividad sanitaria.

Al profesional se le retribuye por su actividad profesional. La vocación puede o no formar parte del contexto de dicha actividad pero lo que siempre está presente es la parte económica puesto que está directamente relacionada con las necesidades vitales propias y de su familia.

Pero la mediatización económica va más allá del mero hecho de que al profesional se le pague por unas actividades que realiza. El sistema sanitario o las empresas encargadas de la provisión de servicios pueden, en ocasiones, no solo impedir al profesional marcar sus propios objetivos, sino imponer otros determinados por la institución en la que trabaja, como por ejemplo sugestionarle para que contribuya al enriquecimiento de la empresa por la mercantilización a la que tiende la sanidad.

Tanto en el caso de la influencia económica al profesional de manera individual como en el caso de la influencia económica al sistema sanitario o empresa se corre el riesgo de cambiar los bienes intrínsecos (servicio al paciente y a la sociedad) por los bienes extrínsecos (dinero, prestigio, poder, estatus). Si esto sucede, cada uno de los profesionales sanitarios tiene a su alcance una herramienta llamada ética profesional, que no solo es muy útil para intentar revertir la situación sino que se vuelve imprescindible.

- **Influencia organizativa o institucional de las profesiones:**

Todo profesional, ya sea nuevo en la profesión o con años de pertenencia en el colectivo, se encuentra con una profesión ya tipificada e institucionalizada. En la mayor parte de los casos el profesional sanitario actúa dentro de un marco institucional que marca las pautas de lo que hay que hacer, de cómo hacerlo, de lo que se espera de él, etc. Las actividades sanitarias se rigen por normativas, códigos, protocolos, guías prácticas y recomendaciones. Sin duda todo ello es necesario para mantener una uniformidad en la atención y conseguir llevar a cabo prácticas basadas en la evidencia. Pero en ocasiones este marco es muy rígido y estricto y pone demasiados límites al aspecto humano del profesional y restringe sus competencias, lo que conlleva a una influencia negativa en el ejercicio de la profesión.

Si se consigue que la ética profesional se vuelva fuerte y llegue a constituir un pilar importante en la atención que prestan los profesionales sanitarios, ese marco rígido que encasilla la actividad sanitaria se flexibilizaría y dejaría espacio para la aportación personal de cada profesional.

# CAPÍTULO 6: Principios bioéticos aplicados a la ética profesional

La bioética proporciona métodos de análisis y procedimientos de resolución de los problemas éticos planteados en la asistencia clínica. Para resolver estos problemas lo que hace la bioética es analizar cada caso concreto mediante la aplicación de cuatro principios generales de manera equilibrada y juiciosa. Estos principios son: no maleficencia, beneficencia, autonomía y justicia.

Sin embargo, la ponderación de estos principios, que siempre se deben respetar, no es fácil ya que se requiere conocimiento y experiencia para poder realizar un análisis ético de cada situación clínica moralmente complicada.

La bioética es un instrumento de ayuda para la toma de decisiones y debe ser útil no solo para los profesionales sanitarios sino también para los pacientes y sus familias. La sociedad en la que vivimos es una sociedad plural en la que las personas, sanas o enfermas, poseemos valores distintos sobre los diferentes ámbitos de la vida (la manera de vivir, de pasar la enfermedad e incluso de morir). La sociedad actual y, por tanto, las actuaciones de los profesionales sanitarios deben basarse en el respeto y en la promoción de esa gran diversidad de valores siempre y cuando respeten un mínimo. Este mínimo no se compone solamente por la legislación actual y las normas deontológicas, sino también por los valores y por todo aquello que se desprende de los cuatro principios citados anteriormente.

Se analizan a continuación cada uno de los principios éticos:

- **Principio de no maleficencia:**

Recoge el clásico concepto de la ética médica *"primum non nocere"*, es decir, ante todo no dañar, lo que implica favorecer si es posible, pero en ningún caso perjudicar. El profesional tratará de hacer el bien pero en caso de no poderlo hacer, no hará el mal.

El principio de no maleficencia obliga a no hacer daño al paciente, ya sea de manera voluntaria o involuntaria y, si es necesario hacérselo, a que sea el menor mal necesario para conseguir un mayor bien. Implica, ya sea por acción u omisión, no hacer mal el propio oficio profesional y no violar los derechos del paciente.

Es un principio absoluto que se superpone al de beneficencia y al de autonomía y matiza el de justicia. Su aplicación es fundamental en las culturas donde existen distintos conceptos del bien. Su contenido está relacionado específicamente con la competencia del profesional sanitario y viene definido por la lex artis y los criterios de indicación y contraindicación. Siempre hay que establecer los criterios de actuación en función del caso concreto y sopesar los daños posibles que se puedan causar con una determinada actuación profesional ya que el hecho de no hacer daño es algo obligatorio y por tanto no requiere el consentimiento del otro. Por eso este principio es de aplicación en todo caso.

Además hay una serie de situaciones vitales en las que surgen dilemas éticos en los que este principio puede ser de gran utilidad como por ejemplo mantener o retirar tratamientos de soporte vital, aplicar un tratamiento extraordinario u ordinario, dejar morir (eutanasia, suicidio asistido...), determinar los efectos intencionados o efectos imprevistos de un acto médico (principio del doble efecto), determinar la relación riesgo-beneficio de cualquier actividad médica, etc.

- **Principio de beneficencia:**

El principio de beneficencia obliga a ir un poco más allá del principio de no maleficencia pues lleva a buscar no solo no hacer el mal sino también a hacer el bien. Pero este bien no será como lo entiende el profesional sino como lo entiende el paciente, es decir, se debe hacer o promover el bien hacia las personas respetando los ideales de cada una de ellas. De la misma manera que no se puede hacer el mal a una persona aunque lo pida, tampoco se puede hacer el bien a alguien en contra de su voluntad.

Es un principio que se define por hacer el bien a los otros mediante una actividad profesional bien hecha. Significa prestar a los pacientes un servicio profesional competente (para lo que se requiere preparación inicial y formación permanente), eficiente, responsable y adecuado a sus necesidades y deseos para que puedan vivir mejor la enfermedad o para evitar que la vivan peor. Implica adecuar las acciones lo más posible al fin para las que se proponen. Si esto se cumple se consideran entonces buenas acciones. Buenas acciones en sentido moral son todas aquellas que afectan positivamente a las personas y no se reducen a cumplir normas y deberes sino que implica exigencias para conseguir dignidad y plenitud en la vida.

Para que un profesional cumpa este principio lo primero que ha de plantearse es qué bienes produce su actividad y qué servicios presta pues no todos los fines tienen validez éticamente. Hay que distinguir entre las actividades que sirven para un bien extrínseco de la profesión y las actividades que sirven para lograr los bienes intrínsecos. Perseguir los bienes intrínsecos proporciona a la profesión sentido propio y legitimidad social y a su vez cumplir este principio.

- **Principio de autonomía**:

La autonomía es un principio ético que obliga moralmente a respetar a cada persona de manera individual, en sus valores, deseos y preferencias. Además implica promover activamente la expresión de dichas preferencias. Se identifica con la capacidad de tomar decisiones por parte de la persona afectada y de gestionar aspectos relativos a la vida, a la salud, a la enfermedad, a la muerte…

En la atención del profesional sanitario al paciente ha de estar presente este principio porque las acciones que dicho profesional tomaría ante cada situación en caso de padecerla él mismo seguramente serían distintas de las que cada persona prefiere para sí mismo. Una gran parte de la dignidad del ser humano la constituye su libertad, es decir, su capacidad de autodeterminación. Tratar a los otros como personas proponiéndoles diferentes alternativas contando con su opinión y respetando sus convicciones es la base de este principio. Pero dicho principio tiene su límite en el principio de no maleficencia (no hacer daño), es decir, tiene un valor menor, por lo que el ejercicio de la autonomía requiere formación y capacidad de distinguir los deseos del paciente, pero también sus derechos. Un profesional dedicado a la salud no puede hacer el bien sin contar con la autonomía del otro ya que caería en el paternalismo (beneficencia sin autonomía) pero si se propone contar con la autonomía sin tener en cuenta la no maleficencia atentaría contra la dignidad de la persona o de la sociedad (autonomía sin no maleficencia).

Hay un aspecto muy importante en relación a este principio que es que para que el paciente pueda decidir libremente sobre su salud o enfermedad tiene que estar informado por parte del profesional sobre los aspectos más importantes de la situación que le acontece. Para ello en la práctica clínica actual se tiene al alcance el consentimiento informado siendo una garantía de información veraz y de permiso sobre las acciones que se van a aplicar al paciente. Pero además, es fundamental que la relación médico-paciente se base en el respeto, la confianza, la comprensión y la libertad de decisión, es decir, los profesionales deben ser honestos con los pacientes y darles la posibilidad de decidir sobre su tratamiento siempre y cuando estas decisiones estén en concordancia con el resto de principios de la ética.

En la actualidad, el respeto a la autonomía del paciente se protege cada vez más en las legislaciones de los países siendo incuestionable su valor en todos los ámbitos del sistema sanitario.

- **Principio de justicia:**

El principio de justicia se refiere a tratar a todos los pacientes equitativamente sin discriminar unos respecto a los otros de manera injustificada. Implica repartir entre los miembros de una sociedad las cargas y los beneficios, y las diferencias solo se pueden justificar si van en beneficio de todos o de los más desfavorecidos.

Este principio se emplea para establecer la distribución de los recursos cuando éstos son limitados, ya sean recursos humanos, económicos, materiales, etc.

En la ética profesional el principio de justicia se relaciona con los compromisos que la profesión tiene con la sociedad y los profesionales sanitarios deben promover la justicia en el sistema de salud distribuyendo equitativamente los recursos sanitarios e intentando eliminar la discriminación ya sea por raza, sexo, nivel socioeconómico, etc.

La legislación solo exige mínimos que son insuficientes para llevar a cabo una atención completa e integral a los pacientes. Dicha atención exige a los profesionales que aspiren a la excelencia y además lleva implícita evitar la discriminación de unas personas en beneficio de otras. El principio de justicia queda por delante, por tanto, del principio de beneficencia por la necesidad de racionalización de los recursos, es decir, para obtener un orden de prioridad en los tratamientos y sus límites. Un ejemplo de esto puede ser la negación de un tratamiento a algún individuo para que mucho otros puedan beneficiarse de otro más básico.

Este principio puede ser de utilidad cuando no se pueden resolver los conflictos éticos apelando a otros principios.

La justicia en el ámbito de la salud es prioritaria y no siempre está presente en la sociedad actual ya que de manera cada vez más acentuada los determinantes sociales de la salud indican que la distribución social de recursos sanitarios es muy desigual siendo la situación socioeconómica el factor más importante de diferenciación en dicha distribución.

Existen diversas teorías en cuanto a la prioridad de unos principios sobre otros en caso de que haya contradicciones entre ellos a la hora de tomar decisiones.

T.L. Beauchamp y J.F. Childress defienden una metodología cuyo objetivo es ayudar a resolver los problemas éticos que se plantean en el ámbito médico y en la práctica biomédica para poder tomar decisiones de forma racional, razonable y prudente. Establecen que hay cuatro principios fundamentales o *prima facie*: autonomía, no maleficencia, beneficencia y justicia. Estos principios han de orientar moralmente a la toma de decisiones en situaciones concretas y ayudar a resolver los dilemas éticos que se presenten. Para estos autores no hay jerarquía entre los cuatro principios por lo que todos tienen la misma importancia. Es el llamado "principialismo". Para Beauchamp y Childress los cuatro principios pueden ser justificados desde diferentes posturas teóricas, pero no toman ninguna de ellas como base para resolver los problemas éticos.

D. Clouser y B. Gert fueron críticos con esta teoría y prefieren otra visión de los principios basada en convertir el principio de no maleficencia y de justicia en reglas morales, en suprimir el principio de autonomía y en convertir el principio de beneficencia solamente en un ideal moral.

D. Ross también defiende que hay principios *prima facie* pero, a diferencia de Beauchamp y Childress, afirma que dichos principios son tres (el de autonomía, el de justicia y el de beneficencia) y la no maleficencia tiene prioridad sobre el principio de beneficencia.

D. Gracia está de acuerdo con Beauchamp y Childress en que los principios han de ser cuatro pero difiere con ellos en la ausencia de jerarquía entre unos y otros y en la inexistencia de una teoría ética que fundamente sus teorías. Por otro lado no comparte con Clouser y Gert su idea de suprimir el principio de autonomía y con Ross la idea de que solo el principio de no maleficencia tenga más importancia que el resto.

Para la toma de decisiones, D. Gracia expone el llamado "principialismo jerarquizado". Admite que los principios tienen jerarquía entre ellos y que ninguno tiene carácter absoluto. Para este autor, los principios de no maleficencia y de justicia presentan diferencias con los principios de autonomía y de beneficencia. La principal diferencia es que los dos primeros obligan a llevarlos a cabo con independencia de la opinión y voluntad de las personas, lo que les concede un rango superior a los dos segundos.

La no maleficencia y la justicia hacen referencia a que todas las personas son iguales y por tanto merecen el mismo respeto. En este aspecto, la legislación vigente presta ayuda a la ética para intentar que ambos principios se cumplan siempre. Se sirve del Derecho penal, que recoge las obligaciones de no maleficencia y del Derecho civil y político, que recoge las de justicia. Por tanto existe la obligación (moral y normativa) de cumplir ambos principios con independencia de la voluntad de las personas y, por consiguiente, representan al bien común. Por otro lado, los principios de beneficencia y de autonomía tienen carácter individual y particular, es decir, representan al bien de cada persona de manera individual.

El bien común tiene prioridad sobre el bien particular y por ello los principios que responden al bien común (no maleficencia y justicia) son jerárquicamente superiores a los que responden al bien individual (beneficencia y autonomía).

De esta jerarquización se desprenden dos niveles entre los principios:

-Nivel 1: Constituido por los principios de no maleficencia y de justicia. Corresponde a la ética de mínimos, es exigible en toda actuación de cada profesional sanitario y se corresponde con el Derecho.

Es la ética del deber, de hacer lo correcto y se fundamenta en el principio de universalidad. Va unido a los clásicos deberes perfectos. Los deberes perfectos se definen por la voluntad general de la sociedad, teniendo carácter público, y obligan a todos por igual sea cual sea su pensamiento y generan derechos correlativos en los demás individuos, cosas que no suceden con los deberes imperfectos.

-Nivel 2: Constituido por los principios de autonomía y beneficencia. Corresponde a la ética de máximos, depende de la escala de valores de cada individuo y de su propio ideal.

Es la ética de la felicidad, de lo que es bueno y se fundamenta en el principio de particularización. Está relacionado con los clásicos deberes imperfectos. Los deberes imperfectos sólo son exigibles por el propio sujeto, son gestionados privadamente y en ese ámbito, el pluralismo y la tolerancia son imprescindibles.

Se justifica la jerarquización de los principios en base a la tradición ética occidental. Remontándonos a la antigüedad, ya Aristóteles y Santo Tomás distinguían dos tipos de deberes (positivos y negativos), Grocio distinguía dos tipos de derecho (perfecto e imperfecto), Pufendorf y Thomasius distinguían dos tipos de deberes (perfectos, externos o de justicia e imperfectos, internos o de beneficencia).

Tras analizar las concepciones de la tradición occidental y elaborar su teoría de la jerarquización de los principios concluye que los cuatro principios no son absolutos. Esto quiere decir que, a pesar de existir una jerarquización de principios, puede haber excepciones si éstas se justifican debidamente. Además, se debe tener en cuenta que la moral evoluciona a la vez que la sociedad a lo largo de la historia pudiendo sufrir transformaciones según el momento histórico que estudiemos, por lo que cierta flexibilidad en cuanto a la jerarquización es necesaria.

Cuando se quieren aplicar principios generales a las éticas aplicadas como por ejemplo a la ética profesional surge la necesidad de complementar los principios éticos y añadir nuevos matices que enriquezcan su formulación. Entre ellos aparecen:

-la vulnerabilidad de las personas (el profesional sanitario tiene el deber de proteger al ser humano en condiciones de fragilidad, derivándose de ella el deber de cuidado),

-la dignidad (el profesional sanitario debe reconocer a las personas como únicas e insustituibles en su entorno reconociendo la individualidad del ser humano)

-la integridad (el profesional sanitario debe entender a la persona como un ser en equilibrio que lo pierde cuando enferma en el aspecto físico, psíquico o social y supone el reconocimiento de la armonía en todas las dimensiones del ser humano)

# CAPÍTULO 7: Modelo clásico en la relación profesional y paciente

Si comparamos la relación entre profesional sanitario y paciente, son muchas las diferencias existentes en la actualidad comparado con la que había años atrás. Para examinar dicha relación es necesario definirla y las definiciones que se produzcan variarán dependiendo de si el modelo utilizado para definirla es un modelo "centrado en la enfermedad" o "centrado en el enfermo". Hay autores que definen la relación profesional sanitario-paciente como un proceso interpersonal en el que se produce una relación dinámica entre paciente y médico o profesional sanitario, reconocidos ambos como tal dentro de un ámbito social.

Para describir la relación entre el profesional sanitario y el paciente es necesario mirar hacia atrás en el tiempo y hacer un recorrido por las diferentes fases que ha atravesado a lo largo de la historia. Esas fases, correspondientes al pasado y al presente de la profesión, son el paradigma clásico y el paradigma actual.

La idea fundamental del paradigma clásico es la distinción entre oficios y profesiones. A los profesionales no se les medía por patrones normales, lo que implicaba que éstos debían gozar de un lugar privilegiado dentro de la sociedad. Hasta hace no mucho tiempo los profesionales (y en el ámbito sanitario sobre todo la figura médica) gozaban de un estatus y de un rol de privilegio. Este hecho fue estudiado por diversos autores, entre los que destacan Parsons, Weber y Freidson.

T. Parsons estudió la estructura social y las características sociológicas de las profesiones. Para ello tomó como referencia la medicina, una de las tres profesiones clásicas a lo largo de la historia junto con sacerdotes y jueces. La medicina, como referente de profesión, es de gran validez porque tiene la ventaja de poder asumir el fenómeno de la ciencia moderna, por tanto, las conclusiones extraídas de su estudio se pueden trasladar al resto de profesiones. Las conclusiones que obtuvo de lo que implican las profesiones fueron cuatro: universalismo (del profesional se espera que trate a todos por igual sin distinción de clase, recursos económicos, ideología, etc.), especificidad funcional (el profesional tiene un gran poder por el lugar que ocupa en la sociedad, pero este poder está limitado a su ámbito concreto de acción), neutralidad afectiva (el profesional debe evitar utilizar su posición en beneficio propio) y orientación a la colectividad (del profesional se espera que ponga el bien común por delante del bien individual).

M. Weber expone que las profesiones clásicas funcionaban como monopolios y las posibilidades de gestión de dichas profesiones se llevó a cabo de diferentes formas, como la forma carismática, la forma tradicional y la forma burocrática. La medicina, lejos de ser una excepción, ha pasado también por estas fases. Weber recuerda el inicio de la medicina a manos de chamanes, hechiceros y sacerdotes (de forma carismática), pasando por la medicina occidental con Hipócrates como principal referente (a partir del cual se inició una tradición) y llegando hasta la burocratización del poder médico en el mundo moderno (apoyado por los colegios profesionales). Además, concluye que el paradigma clásico se caracteriza por cinco notas que son elección, segregación, privilegio, impunidad y autoridad.

E. Freidson afirma que las características definitorias de las profesiones eran la posesión de un conjunto de conocimientos y habilidades específicos unido a un enfoque ético del trabajo.

Estos rasgos, entre otros, sirvieron para situar a las profesiones en general y a la profesión médica en particular en una situación de prestigio y privilegio social. Antiguamente, la práctica médica se definía exclusivamente a través del Juramento Hipocrático basándose en el principio moral de no maleficencia pero principalmente en su versión positiva de beneficencia. La relación entre médico y paciente ha venido definida durante mucho tiempo por dicho principio siendo el objetivo del profesional favorecer al paciente y no perjudicarle. La obligación moral del médico y, en general de todo profesional sanitario, era hacer bien a las personas procurándoles el mayor beneficio posible para su salud física y psíquica tratando de evitar perjuicios en la medida de lo posible. El médico constituía el ente principal de la asistencia sanitaria, es decir, tomaba el lugar de eje central de la relación sanitaria, y actuaba como un juez que delimitaba los límites de esta práctica y establecía lo que estaba bien y lo que estaba mal en ella.

El resultado de esta situación es lo que llamamos "paternalismo", es decir, el médico tenía la potestad para decidir sobre la salud del afectado, incluso en contra de la voluntad de este. La definición conceptual de paternalismo se refiere fundamentalmente a autoridad y dominio sobre el paciente unido a protección por parte del médico. El paternalismo se puede definir como la situación de negación profesional a consentir los deseos y opciones de las personas con información suficiente y capacidad adecuada, por el propio beneficio del paciente. El paternalismo se identifica por una relación vertical (el médico en un plano superior y el paciente en una posición inferior o de sumisión), por el cumplimiento por parte del paciente de las indicaciones médicas, derivado de la situación de poder del profesional (por su alto nivel de conocimientos) y por la ausencia de obligatoriedad de información al paciente.

La profesión médica era socialmente privilegiada y mandaba imperativamente sobre los pacientes, siendo sus decisiones rotundas y definitivas sin que hubiera posibilidad de vuelta atrás en sus decisiones. Su opinión era cierta y no había otras posibles respuestas. En el ámbito de las profesiones sanitarias en el mundo tradicional se ha procedido así y no solo no estaba mal visto sino que era la forma correcta de actuar en el ejercicio profesional.

Durante mucho tiempo se mantuvo la relación paternalista entre el profesional y el paciente. Sin embargo, a partir de los años setenta se inició una tendencia orientada a la crítica de esta relación basándose en que el uso de conocimientos y habilidades por parte del médico no puede suponer la exclusión del paciente en su proceso de enfermedad. Dicha crítica no solamente se basó en el aspecto práctico sino también en el aspecto teórico. La unión de ambos conceptos hizo que se potenciasen y que se produjera una auténtica crisis de lo que era el paradigma clásico de la profesión médica y se empezara a cuestionar si ese modelo asistencial era el más conveniente y moralmente aceptable.

En lo que respecta al aspecto práctico de la relación entre profesional y paciente, los factores que más influencia tuvieron para iniciar el cambio de paradigma fueron los de carácter social. Dichos factores vinieron determinados por el alejamiento progresivo de la sociedad del paradigma clásico criticando el rol y el estatus profesional clásico con la aparición del movimiento de los derechos de los enfermos. Esto se puede explicar por un lado, como rebelión a la impunidad e inmunidad social del profesional médico, y por otro lado, como demanda de una práctica asistencial menos restrictiva en cuanto a autonomía se refiere.

En lo que respecta al aspecto teórico de la relación entre profesional y paciente, los factores que más influencia tuvieron fueron los factores de carácter conceptual. Dichos factores vinieron determinados por el proceso de horizontalización que sufrieron a lo largo de los años las relaciones humanas dejando las relaciones verticales de tipo mandato-obediencia en desuso a favor de otras más igualitarias y participativas. Además, con la aparición del principio ético de autonomía, se conforma una base sobre la que argumentar y construir una práctica sanitaria que no permita que alguien (por mucha competencia que tenga) decida sobre lo que conviene o no a los pacientes para conseguir su propio bienestar.

# CAPÍTULO 8: Modelo actual en la relación profesional y paciente

Con la aparición del pensamiento liberal el paradigma clásico de la profesión empieza a tambalearse a nivel social, político, ético y psicológico. El cambio fue lento y difícil ya que el colectivo médico no cedió voluntariamente a su estatus de privilegio.

Fue en la década de los años setenta cuando se inició por todo occidente un movimiento general de reivindicación de los derechos de los pacientes. El principal derecho de los pacientes en el nuevo paradigma es la autonomía y la manera de llevarla a cabo fue mediante el consentimiento informado. El consentimiento informado viene determinado por la necesidad de información del paciente por parte del profesional sanitario sobre la salud y la enfermedad para poder gestionar dichas situaciones de acuerdo con las propias creencias y valores de cada persona de manera que cada uno tenga el poder y la libertad para consentir o rechazar la propuesta asistencial que se le ofrece.

La teoría clásica estaba basada en el principio de que los profesionales sanitarios, y por excelencia el médico, tenían deberes profesionales específicos y que el paciente no tenía derecho a la información y por tanto a la decisión sobre su propia salud. Es lo que se llama "deberes imperfectos o de beneficencia". Los profesionales tenían deberes pero los pacientes no tenían derechos correlativos.

En el paradigma actual los deberes imperfectos de los profesionales pasan a ser "deberes perfectos o de justicia", es decir, deberes correlativos a los derechos, de manera que en este paradigma son los derechos de los pacientes los que determinan los deberes de los profesionales. El derecho se impone al deber. La sociedad no quiere profesionales buenos, generosos, y benévolos sino profesionales justos y competentes que respeten la autonomía del paciente.

El término "consentimiento informado" como tal apareció por primera vez en una sentencia de un Tribunal norteamericano en el año 1957, con un desarrollo jurídico que establecía las condiciones de ejercicio del derecho de libertad.

En este nuevo paradigma se requiere que queden claras cuáles son las normas comunes que han de regir el ejercicio de las profesiones sanitarias. Las normas han de venir determinadas a dos niveles: a nivel público o de mínimos, y a nivel privado o de máximos, es decir, lo obligatorio en toda actuación asistencial correspondería a la no maleficencia y a la justicia, y lo recomendable correspondería a la autonomía y la beneficencia. Son los dos niveles de la ética profesional.

El reconocimiento de la autonomía del paciente y los conflictos derivados de su incumplimiento ha llevado incluso a la elaboración de un nuevo código de conducta médica donde se declaran los intereses del paciente por encima de los del profesional y se respeta el principio básico de autonomía en todo caso mientras no entre en conflicto con el principio de no maleficencia y el de justicia.

Pero para que el principio de autonomía puede garantizarse por parte de los profesionales es necesario que toda actuación en el ámbito de la sanidad requiera, además del consentimiento, una información completa y adecuada a las características intelectuales del paciente (es decir, en términos comprensibles), para tener la certeza de la comprensión de toda la información por parte de éste. Solo así se puede garantizar una correcta aplicación del principio de autonomía.

# CAPÍTULO 9: Consentimiento informado

Como consecuencia de la tendencia actual a reconocer los derechos básicos de los pacientes y por tanto de la necesidad de una responsabilidad compartida en la toma de decisiones, surgió el consentimiento informado.

Los valores en los cuales el profesional sanitario basa su actuación profesional no solo vienen dados por determinar el diagnóstico correcto y aplicar el tratamiento correspondiente, sino también por hacer partícipe al paciente en el proceso y por consiguiente contar con su colaboración en la elección del tratamiento.

Por otro lado, el consentimiento informado no solo es un instrumento que garantiza la información al paciente y su derecho a la autonomía, sino que también constituye un soporte legal para el profesional pues quién decide en última instancia sobre el tratamiento es el paciente, después de haber entendido la naturaleza de la actuación y de los riesgos que conlleva. Cuando se antepone este objetivo (el de protección del profesional como resultado de una medicina defensiva) al objetivo de información del paciente, no se cumple el fin para el que está destinado.

- **Definición:**

El consentimiento informado se define como una declaración de voluntad realizada por la persona, a través de la cual, después de haberse considerado las circunstancias de autonomía, evaluando su competencia y la comprensión de la información suministrada previamente referida al plan diagnóstico, terapéutico, quirúrgico o ensayo de investigación, otorga su consentimiento para el procedimiento ofrecido.

Una manera más sencilla de definirlo sería la declaración de aceptación por parte del paciente sobre una prueba diagnóstica o un tratamiento que se obtiene sin amenazas ni incitaciones, tras explicar al paciente toda la información con un lenguaje comprensible.

La definición que da la legislación española para el consentimiento informado viene recogida en la Ley 41/2002, de 14 de noviembre, básica reguladora de la autonomía del paciente y de derechos y obligaciones en materia de información y documentación clínica, y se refiere a él como la conformidad libre, voluntaria y consciente de un paciente, manifestada en el pleno uso de sus facultades después de recibir la información adecuada, para que tenga lugar una actuación que afecta a su salud.

El consentimiento informado lleva implícitos los siguientes conceptos:

1.Derecho a la información: Según la legislación española, los pacientes tienen derecho a conocer, con motivo de cualquier actuación en el ámbito de su salud, toda la información disponible sobre la misma. De igual manera, toda persona tiene derecho a que se respete su voluntad de no ser informada.

2.Libertad de elección: Es la facultad del paciente de optar, libre y voluntariamente, entre dos o más alternativas asistenciales, entre varios facultativos y entre varios centros asistenciales, en los términos y condiciones que establezcan los servicios de salud competentes, en cada caso.

3.Riesgos e inconvenientes: El consentimiento debe recoger al menos las consecuencias relevantes que la intervención origina, los riesgos relacionados con las circunstancias personales del paciente, los riesgos probables en condiciones normales, conforme a la experiencia y al estado de la ciencia o directamente relacionados con el tipo de intervención y las contraindicaciones.

Existen muchas barreras que dificultan la aplicación correcta del consentimiento informado como son la edad del paciente, su nivel educativo y cultural, el propio proceso (situación o enfermedad a la que está sometido) que le dificulte la comprensión, el tiempo empleado en la información al paciente, etc. Sin embargo, es tarea del profesional sanitario disminuir al máximo la influencia de estas barreras y garantizar una atención en la que el consentimiento por parte del paciente esté presente desde el principio.

- **Características del documento:**

Las principales características que debe tener el consentimiento informado son:

- Debe informar a cada paciente de manera suficiente (pero a su vez breve), clara y directa a la vez que adaptada a su nivel cultural, sobre el procedimiento, el objetivo, sus riesgos (secuelas físicas o psíquicas, seguras, probables o posibles), la evolución previsible, las limitaciones resultantes y las posibilidades de mejora

- Debe cumplir los requisitos de libertad, competencia y suficiencia en la información

- Debe contener los datos personales del paciente

- Debe contener los datos del profesional que informa; el profesional que informa no tiene porqué ser en todo caso el profesional que realiza el procedimiento

- Debe dejarse constancia de la declaración del paciente de haber recibido la información adecuada, clara y precisa acerca del procedimiento que se le va a realizar

- Debe contener un espacio destinado a una posible revocación del consentimiento por parte del paciente

- Debe tener un espacio visible para reflejar la fecha y la firma, tanto del paciente como del profesional

Según la legislación española en la Ley 41/2002, de 14 de noviembre, básica reguladora de la autonomía del paciente y de derechos y obligaciones en materia de información y documentación clínica, toda actuación en el ámbito de la salud de un paciente necesita el consentimiento libre y voluntario del afectado. El consentimiento será verbal por regla general. Sin embargo, se prestará por escrito en los casos de intervención quirúrgica, de procedimientos diagnósticos y terapéuticos invasores y, en general, de aplicación de procedimientos que suponen riesgos o inconvenientes de notoria y previsible repercusión negativa sobre la salud del paciente.

- **Información relevante del consentimiento informado:**

Los elementos que debe incorporar un consentimiento informado se deben adecuar a cada caso en particular, pero, por norma general, se recomienda que cumpla los siguientes aspectos:

| | |
|---|---|
| **Descripción del procedimiento** | *Detallar de forma clara y comprensible las características del procedimiento diagnóstico o terapéutico, sus objetivos y la razón por la que se realiza* |
| **Beneficios** | *A corto, medio y largo plazo. Determinar los beneficios generales y particulares considerando su ámbito social* |
| **Riesgos** | *Determinar los riesgos y efectos secundarios relevantes, frecuentes e infrecuentes que la intervención origina, también los riesgos probables y los relacionados con las circunstancias personales del paciente* |
| **Procedimientos alternativos** | *Indicar, si los hay, procedimientos alternativos, con sus riesgos y efectos secundarios* |
| **Ampliación de la información** | *Debe consignarse que el paciente tiene derecho a solicitar una ampliación de información* |
| **Revocabilidad consentimiento** | *Asegurar la posibilidad de revocación del consentimiento por parte del paciente en cualquier momento de su proceso asistencial* |

- **Límites del consentimiento informado:**

Es preciso tener en cuenta que hay algunas situaciones que eximen la obligatoriedad del consentimiento informado. Son:

- Riesgo para la salud pública
- Riesgo grave para la integridad física o psíquica del paciente
- Urgencia imperiosa que compromete la vida del paciente o del feto, en cuyo caso la obtención del consentimiento informado puede limitarse a la forma verbal

- **Normativa reguladora del consentimiento informado:**

La primera normativa en España sobre el consentimiento informado aparece el 7 de julio de 1972 en el Reglamento General para el Régimen, Gobierno y Servicio de las Instituciones Sanitarias de la Seguridad Social, donde se reconoce el derecho de los enfermos a autorizar las intervenciones quirúrgicas o actuaciones terapéuticas que implican riesgos previsibles. En el Real Decreto 2082/1978 del 25 de agosto de 1978 sobre Garantías de los usuarios de Hospitales públicos, se establece la necesidad de un consentimiento expreso y por escrito para aplicar medios terapéuticos que entrañen riesgo para la vida. Posteriormente, en la Ley 14/1986, General de Sanidad, del 25 de abril de 1986, se establece que todas las personas tienen derecho a la información sobre los servicios sanitarios, a que la información (verbal y escrita) se le dé en términos comprensibles y a la libre elección entre las opciones disponibles. El 14 de noviembre del 2002 se aprobó la Ley 41/2002 sobre Autonomía del paciente, que constituye una norma que regula las principales cuestiones del principio de autonomía del paciente como la dignidad, la intimidad, el derecho a la información, el respeto a la autonomía (que implica la exigencia del consentimiento informado) y el derecho a rechazar tratamientos.

En la práctica clínica los profesionales sanitarios deberían realizar una revisión ética de muchos de los procedimientos que se llevan a cabo. Para ello, la ética profesional está a disposición del profesional. Uno de los puntos clave a revisar sería el consentimiento informado dándole un enfoque más amplio para evitar que solamente tenga como finalidad la información. Además, en numerosas ocasiones el consentimiento informado no aporta al paciente toda la información necesaria, unas veces debido a los términos empleados en éste (a menudo complejos), otras al nivel cultural del paciente, otras debido a su extensión, etc. Existe evidencia de la necesidad de reformular el consentimiento informado a fin de ser documentos más cortos, simples y, por tanto, más fáciles de entender.

El consentimiento informado debería ser una mezcla de información completa con simplicidad y facilidad de comprensión. Por eso hay propuestas novedosas que recomiendan complementar el documento por escrito con ayudas de tipo audiovisual, libros con esquemas o dibujos, etc. que ayuden a ilustrar el procedimiento al paciente y a aumentar su comprensión del proceso.

# CAPÍTULO 10: El modelo deliberativo

El modelo deliberativo en la toma de decisiones en la práctica sanitaria se podría corresponder con un nuevo paradigma en la relación profesional sanitario-paciente, es decir, en el paradigma del futuro, en el paradigma al que debemos aspirar.

En medicina y en el resto de profesiones de la salud se dispone de datos suficientes como para observar que los resultados del modelo actual de relación profesional-paciente son buenos, pero no tanto como deberían ser por la exigencia que la salud y la enfermedad tienen en la vida de las personas. Esto puede ser debido a la complejidad de las relaciones humanas y al hecho de que respetar los derechos de los pacientes no es suficiente para resolver problemas éticos de gran complejidad. No se puede confundir el mínimo exigible con el máximo deseable. Además de esto hay evidencia de que la atención sanitaria y la defensa de los derechos humanos es vital para conseguir una buena salud individual y comunitaria.

Ante esta situación cabe preguntarnos si se debe simplemente respetar la diversidad o, por el contrario, si es necesario entrar en un análisis conjunto de los valores que intervienen en cada decisión de índole sanitaria. El modelo deliberativo pretende poder dar respuesta a dicha pregunta, hecho que el modelo actual no siempre consigue.

**Teorías del modelo deliberativo:**

Diversos autores defienden la necesidad del salto a un nuevo modelo que se denominan modelo o paradigma deliberativo.

El modelo actual tiene puntos positivos, pero también debilidades. Un ejemplo de esto es el hecho de que la medicina actual en ocasiones infravalora el significado de "síntoma" puesto que el síntoma no sirve actualmente para montar sobre él un diagnóstico y en consecuencia tampoco sirve para tomar una decisión.

| SÍNTOMA | Sensación subjetiva del paciente |
|---------|----------------------------------|
| SIGNO   | Dato objetivo del paciente       |

Cuando un paciente consulta con el profesional sanitario, la primera fase de la atención es la entrevista clínica, donde el profesional utiliza el lenguaje verbal para obtener información del paciente sobre sus síntomas (sensaciones subjetivas de qué le pasa y cómo se siente). Es importante resaltar que esta información que se intenta conseguir mediante la entrevista es al fin y al cabo la razón por la que el paciente ha pedido ayuda. En la entrevista se le realizan varias preguntas: qué le pasa, desde cuándo le pasa, cuánto le dura, a qué lo atribuye, etc. Esta fase se denomina "anamnesis".

Pero en el fondo, el profesional no confía plenamente en lo que el paciente refiere de manera subjetiva. Prueba de ello es que seguidamente a esta entrevista se procede a la "exploración física" y a ésta se le da mucha más importancia y por consiguiente comporta un peso mayor en la elaboración del diagnóstico. Dicha exploración tiene por finalidad encontrar datos objetivos en el cuerpo del paciente (por inspección, palpación, auscultación, etc.) y en base a ellos determinar un diagnóstico y en consecuencia un pronóstico y un tratamiento.

Pero además, la búsqueda de datos objetivos no concluye ahí porque acto seguido de la exploración física se realizan todo tipo de pruebas complementarias (radiografías, analíticas, ecografías, etc.) que todavía disminuyen más si cabe la poca importancia que suponen los datos subjetivos que el paciente explicó al principio.

Después de analizar los aspectos a los que el profesional sanitario confiere más importancia, se deduce, equivocadamente, que los síntomas no son fiables y los signos sí. Según el modelo actual, la exploración y pruebas complementarias es lo que más cuenta para tomar las decisiones terapéuticas. Lo que el paciente siente no se tiene tanto en cuenta porque parece estar estipulado que el diagnóstico ha de ser objetivo y por consiguiente el tratamiento también.

D. Gracia, uno de los autores que han postulado teorías sobre el proceso deliberativo, se plantea la pregunta de qué papel juega la palabra en todo el proceso asistencial y qué importancia tiene la información que el paciente proporciona al profesional. Si el paciente tiene derecho a la información sobre las posibilidades terapéuticas pero después no se le ha tenido en cuenta, al final el paciente acabará haciendo lo que el médico le diga y la decisión no se habrá tomado en relación a lo que el paciente siente realmente. De ahí su propuesta de un nuevo modelo que defienda la necesidad de utilizar las habilidades de comunicación (hablar con el paciente, comunicarse con él, adecuar el vocabulario a su nivel social y cultural), la escucha activa, la empatía y el apoyo emocional.

Cada persona tiene sus valores, que al ser subjetivos, no pueden ser objeto de análisis o discusión. Es necesario establecer, por consiguiente, una actitud "deliberante" o "deliberativa". En latín, deliberativo procede de "liber" (libre). La coacción es incompatible con la deliberación. Deliberación puede entenderse desde el ámbito individual y colectivo. Es importante no perder de vista que la deliberación colectiva no es sinónimo de un proceso asambleario que busca consenso. La deliberación es un proceso de análisis de problemas y soluciones para después poder tomar una decisión razonable y prudente. Deliberación no es sinónimo de decisión. La decisión la toma siempre el paciente.

Otro autor partidario del proceso deliberativo es G. González. Afirma que el profesional sanitario necesita un método de actuación que se convierta en valor moral y que la manera de llevar a cabo dicha actuación es determinante para su condición moral. Desde el punto de vista de la ética profesional, la deliberación no se puede considerar como una solución perfecta y exacta a los problemas que se plantean en la práctica asistencial. Deliberar no equivale a decidir, sino que deliberar es analizar las diferentes situaciones con que nos encontramos para tomar una buena decisión. Y no solamente eso, deliberar no equivale a tener que decidir según lo deliberado ya que en ocasiones profesional y paciente deliberan sobre una opción y después el paciente elegir otra diferente.

Los valores principales que debería cumplir cualquier práctica deliberativa son, en primer lugar, la excelencia y la justicia, y, en segundo lugar, la protección de las personas vulnerables, la responsabilidad y la comunicación.

Para garantizar la excelencia en la atención al paciente y la preservación de la justicia en todas las actuaciones sanitarias el profesional sanitario dispone de un instrumento que puede serle de gran ayuda. Ese instrumento es la ética profesional sanitaria, que permitirá huir del mero cumplimiento de las normas y buscar una atención completa.

Para garantizar la responsabilidad y el respeto a las situaciones de vulnerabilidad es imprescindible considerar el paciente como una persona integral en un momento de sufrimiento o enfermedad que necesita ayuda (en el ámbito físico, psicológico, social y espiritual), y que dicha ayuda el profesional sanitario se la puede ofrecer.

Para garantizar la comunicación se dispone del consentimiento informado, el cual será una prueba de que la comunicación entre profesional y paciente ha existido. Sin embargo, que la comunicación ha existido no equivale a que la comunicación ha sido efectiva y, ni mucho menos, a que la comunicación se ha realizado de manera correcta, para lo cual han debido estar presentes en ella las habilidades de comunicación, la empatía y sobre todo la adecuación de la información proporcionada al nivel intelectual del paciente.

Otro autor que se muestra a favor del proceso deliberativo es M. De los Reyes. Defiende la deliberación moral como el método idóneo en ética sanitaria. Para este autor, cualquier método de análisis de los problemas éticos puede ser válido o no dependiendo de qué fundamentos posea y de su razonamiento, es decir, si lo que busca a toda costa es la solución o por el contrario la importancia recae en el propio proceso de reflexión. O dicho de otra manera, si lo que importa al profesional sanitario es llegar a una meta o a un fin propuesto, o si lo que importa es cual es camino o los pasos que se han dado para llegar a esa meta. La deliberación aquí es vista en sí misma como un método o como un procedimiento.

Este autor define el proceso deliberativo como un procedimiento que consiste en el análisis de los factores que intervienen en una situación concreta a fin de buscar una solución óptima o, si esto no es posible, la menos perjudicial. Diferencia entre deliberación individual y colectiva: una corresponde a la deliberación entre profesional y paciente, y otra corresponde al marco de los comités de ética asistencial. En ambas se delibera y se permiten diversos tipos de actuación, buscando la más adecuada para el paciente y preservando los valores en cada situación.

**Secuencia para llevar a cabo el modelo deliberativo**

Para llevar a cabo correctamente el proceso deliberativo, hay una serie de consejos que pueden ayudar al profesional sanitario a realizarlo de forma correcta. Entre ellos destacan:

-del ámbito personal: buena voluntad y búsqueda de la verdad, humildad y modestia, ausencia de restricciones psicológicas, poseer conocimientos, habilidades y carácter, capacidad de razonar los actos.

-del ámbito colectivo: deseo de entendimiento y comprensión, escucha activa e intercambio de opiniones, respeto por los otros si hay desacuerdo, ausencia de actitudes manipuladoras, cooperación y colaboración en equipo, crítica pública de los puntos de vista, búsqueda del consenso y aceptación de la disparidad.

En todo caso debe haber un ajustamiento al marco legal vigente.

Sin embargo, a pesar de estos consejos, se identifican varios problemas en la práctica de dicho modelo, bien derivados de la subjetividad propia de los síntomas ante una enfermedad (ya que a veces los hallazgos son contradichos por la conducta real del paciente), o bien derivados porque las circunstancias en las que se toman las decisiones pueden estar alteradas por la propia situación de debilidad en que se encuentra el paciente.

Para intentar combatir estos posibles problemas, establecen un procedimiento secuencial en la toma de decisiones mediante el modelo de deliberación moral. De una manera resumida este proceso secuencial sería el siguiente:

1. Presentación del caso:

    1.1. recogida de datos (entrevista, exploración física y pruebas complementarias)

    1.2. ordenar los datos

2. Discusión de aspectos médico-biológicos:

    2.1. problemas de salud físicos

    2.2. problemas de salud psicológicos y emocionales

    2.3. problemas de la relación sanitaria

    2.4. problemas sociales y económicos

    2.5. problemas legales

3. Identificación de los problemas morales que se presentan y establecer las relaciones entre ellos

4. Identificación de los valores éticos en conflicto

5. Propuesta para el debate colectivo de los conflictos éticos que se hayan identificado

6. Identificación de todos los cursos de acción posibles

7. Deliberación del curso de acción óptimo:

7.1. Contraste con los principios éticos

-análisis y discusión de los principios involucrados en el caso: principios de nivel 1 (no maleficencia y justicia) y principios de nivel 2 (autonomía y beneficencia)

-identificar conflictos entre los principios

7.2. Evaluación de las consecuencias analizando el contexto y situación propios del paciente en particular

8. Toma de decisión:

8.1. Contraste moral (decisión buena o no desde el punto de vista moral)

8.2. Contraste legal (ajustamiento de la decisión a la legislación vigente)

9. Justificación o razonamiento final:

9.1. Argumentos a favor y en contra de la decisión

9.2 Prueba de temporalidad (valorar si la decisión dentro de un tiempo sería la misma)


La aplicación de este modelo en la toma de decisiones no debe quedarse solo en mera teoría y es responsabilidad de todos los profesionales sanitarios llevarlo a la práctica. Pero para la puesta en marcha de dicho modelo, es necesaria su adecuación a cada categoría profesional y disponer de tiempo suficiente para realizarlo con garantías. Este proceso requiere el desarrollo de una serie de conocimientos y habilidades que no se poseen si no es mediante la realización previa de actividades educativas específicas, por lo que la formación sobre ética en el proceso de toma de decisiones debe ser incorporada con un alto nivel de exigencia a todos los programas de formación de las distintas profesiones sanitarias.

El término "decidir" significa resolver o tomar decisiones ante algo. Pero decidir sobre algo, y aún más si ese algo está relacionado con la salud o la enfermedad de las personas, debe estar precedido por una deliberación con un conocimiento previo y un aprendizaje que permita una toma de decisiones resolutiva. La educación a los futuros profesionales debe ser imprescindible y fundamental para que éstos puedan en el futuro desarrollar un papel como agentes de salud capaces de tomar decisiones que garanticen lo que el modelo deliberativo proporciona.

# CAPÍTULO 11: Necesidad de una ética de las profesiones sanitarias

En la puesta en práctica de la actividad profesional sanitaria hay dos posibilidades en torno al papel de las personas que la realizan. Una posibilidad es que estas actividades se lleven a cabo por la realización personal y con ejercicio de responsabilidad y de asumir obligaciones. Otra, que dichas actividades tienen que ver con una interesada burocratización de sus tareas. Aunque más bien se podría hablar de una mezcla de ambas ya que en general los profesionales realizan las actividades propias de su profesión por un lado por vocación, pero por otro, por una necesidad económica.

Para que ambos aspectos interaccionen correctamente los profesionales tienen que hacer una crítica de la motivación de la actividad profesional. Esta crítica podría basarse en tres puntos: en primer lugar, reconsiderar el papel social de los profesionales como agentes dotados de poder ante la salud y la enfermedad; en segundo lugar, replantear el tema de la responsabilidad que han aceptado como consecuencia del ejercicio profesional; y en tercer lugar, examinar el cambio de escenario social en el que se lleva a cabo la actividad clínica.

El paternalismo como cultura sanitaria estaba caracterizado por una actitud de benevolencia por parte del profesional hacia el paciente. Actualmente esto se ha dejado atrás hasta llegar a otro tipo de cultura más participativa, en la que se incorpora el juicio del paciente y se incluyen sus opiniones. Es de gran importancia señalar y tener presente los cambios que se han dado en la actividad profesional sanitaria, no solo en la tarea a realizar sino también en la manera en la que paciente y sociedad perciben su actuación. La práctica sanitaria debe estar profesionalizada, es decir, no es un oficio sino una profesión, y dicho profesionalismo es mucho más que una actividad regulada por la competencia y las leyes. Es una actividad proveedora de los bienes internos o servicios necesarios. Como tal, puede reclamar, por consiguiente, una moralidad especial.

La nueva cultura implica una constante revisión de aspectos profesionales en el ejercicio de cada profesión sanitaria. Los profesionales se adaptan a las nuevas peticiones que demanda la sociedad consecuencia del constante cambio de valores de esta, que por otro lado conlleva a proporcionar a la ética de las profesiones un alto interés. Prueba de este interés por las cuestiones éticas del profesionalismo son los dilemas éticos que de manera creciente surgen a raíz del uso de la tecnología en situaciones como el inicio de la vida, la enfermedad, el final de la vida... y la actuación sanitaria en cada una de estas situaciones. El debate sobre estas cuestiones se produce precisamente porque no están claros y definidos algunos conceptos éticos primordiales.

Además, los avances tecnológicos han propiciado mucha más reglamentación y legislación debido a las consecuencias que produce en la sociedad, pero se puede observar que el avance de la tecnología ha sido mucho mayor que el legal pues en muchas ocasiones la legislación no cumple con una serie de condiciones (éticas entre otras) que deberían ser tenidas en cuenta de manera obligatoria, dejando desprotegidos no solo a los pacientes sino también a los profesionales. Por eso, y para suplir las carencias que tiene la legislación, se vuelve imprescindible contar con una ética profesional sanitaria propia.

Un aspecto importante a analizar dentro de la asistencia sanitaria es la manera de percibir por parte de la sociedad la forma de ejercer las profesiones de la salud. Los medios tecnológicos han avanzado y como consecuencia el desarrollo de las tareas profesionales también, por lo que la manera de ver la labor del personal sanitario también ha sufrido cambios. Además el avanzado estado de la ciencia genera un nivel de expectativas en los pacientes que hace que las cuestiones que antes eran dejadas en manos del profesional sanitario ahora pasen a estar en manos de los propios pacientes ya que con el modelo actual los usuarios de la sanidad reclaman mayor participación y responsabilidad.

Esta reclamación de participación guarda relación con que la práctica profesional abarca no solo cuestiones clínicas sino también cuestiones morales (cuestiones relacionadas con la calidad de vida, con la dignidad, con la autonomía…). Una ética de las profesiones sanitarias puede afrontar todas las situaciones que se plantean con unas ciertas garantías de éxito para paciente y profesional. En la medida en que se reconozca que en cada actuación profesional entran en juego cuestiones morales se puede defender la pertinencia de una ética de las profesiones sanitarias.

Puede pensarse que cada profesión ya tiene su propio código profesional y por tanto que de alguna manera tiene resuelto el problema moral de lo que se debe o puede hacer en dicha profesión, sin embargo las profesiones sanitarias son profesiones morales que realizan actividades humanas y en este ámbito es imprescindible aspirar a algo más que a un mero cumplimiento de unas normas deontológicas. Es necesario cumplir con unas características que son especificativas del buen profesional como es la competencia técnica, la habilidad práctica, la integridad, el altruismo, la veracidad, el respeto y la justicia, todas ellas importantes para aspirar a conseguir la excelencia y para lo cual es necesaria una ética propia de las profesiones sanitarias.

Por lo tanto, es necesaria una interacción entre profesiones sanitarias y ética teniendo en cuenta que para realizar óptimamente cualquier profesión sanitaria es imprescindible esta última. Para interpretar esta interacción entre cualquier profesión sanitaria y la ética hay que basarse en el reconocimiento de varios aspectos:

- las acciones que se llevan a cabo en la práctica profesional cada vez tienen más influencia en la manera de ser y de estar con los demás por lo que se puede decir que las acciones profesionales van ligadas a la vocación y realización personal y que implican un gran impacto moral en la forma de ser y en las relaciones con el resto de personas.

- las actuaciones sanitarias de la práctica profesional son significativas para los pacientes lo que supone que las acciones profesionales son importantes y llevan implícitas la necesidad de estar actualizados en conocimientos y técnicas como parte de un compromiso moral para buscar la excelencia en los cuidados.

- las acciones institucionales o acciones que son requeridas por parte de la institución donde presta servicios el profesional son determinantes para la obtención por un lado de los bienes internos, que legitiman la moralidad de las acciones, y por otro, para conseguir justicia en la asistencia para todos los pacientes que la requieren. Ambas cosas son muy importantes en bioética por lo que se requerirá un marco ético que garantice la consecución de ambos conceptos en la actividad profesional. Ese marco ético lo aporta la ética profesional sanitaria.

En cada acción o tarea que los profesionales sanitarios realizan ante los pacientes se evidencia gran parte de lo que la profesión es para la sociedad y se pone en juego el compromiso que ese grupo profesional tiene con los demás, hechos que repercutirán en la consecución o no de una asistencia más humanizada. En ese sentido, las tareas realizadas por los profesionales de la salud en el día a día son tareas que corroboran el sentido de dicha profesión y su compromiso de ayudar a los demás, sobre todo si necesitan una ayuda que cada uno, por la mera condición de ser profesionales de la salud, puede ofrecerles. Estas cuestiones, sin duda, son cuestiones con un fuerte contenido moral, de manera que es posible establecer una relación muy estrecha entre profesión y ética, basada en la importancia moral de cada acción realizada al paciente. Por tanto, reclamar una ética profesional específica encuentra justificación.

Como consecuencia de la moral especial de las profesiones sanitarias y de la autoridad y poder que han tenido en ocasiones los profesionales, se han producido situaciones de privilegio e impunidad por parte de éstos. Podríamos reconsiderarnos, por tanto, si una profesión tiene derecho a tener una moral especial, al ver que ha podido servir en alguna ocasión para obtener privilegios, legitimar prácticas corporativistas, gozar de impunidad y perseguir intereses carentes de ética. Esa ética especial lo que debe hacer es proporcionar un marco teórico para que el profesional deba siempre proteger los derechos de los pacientes y buscar conseguir los bienes internos. Por tanto, es importante su presencia.

Sin embargo, lo que sí sería necesario es hacer una crítica de la función de dicha ética, es decir, preguntarnos si la ética profesional está realmente consiguiendo los objetivos que tiene marcados para la sociedad. Entre las tareas centrales al revisar si la ética está consiguiendo su finalidad estarían identificar si en todas las situaciones de la práctica sanitaria diaria se respetan los principios de no maleficencia y de justicia, realizar una reflexión ética sobre la calidad del consentimiento informado (información, especificación de los riesgos, aceptabilidad…) y un examen exhaustivo de cada procedimiento que realizamos al paciente determinando si se ha aspirado a la excelencia o solamente se han seguido unas normas o pautas de buen comportamiento. La revisión de estos aspectos en la actividad sanitaria tiene que ser un requisito de obligado cumplimiento y además de forma continua, es decir, no solo evaluar la atención al final de cada actuación sanitaria sino realizar una evaluación continuada a lo largo de dicha atención. En la actualidad, observando la escasez de legislación para la protección de los derechos de las personas, o, incluso a veces siendo esta legislación contraria a dicha protección, es evidente que la ética profesional lleva a cabo un papel muy importante para la sociedad.

La colaboración entre las diversas categorías de profesionales a la hora de abordar los diferentes problemas de salud de los pacientes se ha vuelto fundamental en la asistencia sanitaria actual. Es evidente de que con un equipo interdisciplinar se mejoran los resultados en materia de salud. Pero para que esta colaboración sea considerada como una oportunidad positiva y no como una barrera entre ellos es imprescindible una ética profesional sanitaria. Ésta puede servir como un método para resaltar las competencias de cada profesional, evitar el intrusismo y mejorar la colaboración realzando los puntos comunes de cada categoría profesional y limando las confrontaciones ante las posibles diferencias entre ellos.

Ha habido situaciones en las que las limitaciones entre las competencias de unos profesionales y otros no han estado claras o, incluso, en las que ciertos profesionales han realizado tareas fuera del límite de sus competencias siendo conscientes de ello con el interés de lucrarse, o aún peor, personas sin la titulación exigida que han realizado actividades sanitarias ilegales. Ejemplos de ello son las personas que han ejercido una profesión médica sin la titulación correspondiente, los médicos generalistas que han desarrollado ocultamente funciones de especialistas, personas con experiencia en el ámbito maternal que, sin titulación oficial, han asistido o acompañado partos en domicilios... La Declaración Central de Deontología de la Organización Médica Colegial estima que, desde el punto de vista ético, el criterio decisivo para el ejercicio profesional responsable es la posesión de la competencia debida para realizar la correspondiente actividad además de una formación inicial y continuada adecuada, es decir, estar en posesión del título para ejercer la profesión y complementarlo con una formación continuada posterior. Para que todo profesional actúe dentro de los límites de sus competencias y evitar el intrusismo son necesarias unas normas de actuación, que las aporta la deontología profesional, pero también es imprescindible el buen juicio moral ante cada situación clínica y el trato humano y respetuoso hacia pacientes y compañeros de profesión, cosa que lo aportará la ética de las profesiones sanitarias.

La actividad sanitaria en general se basa en una relación interpersonal muy peculiar ya que se trata de un encuentro entre dos personas basado en la confianza. La confianza se produce entre una persona enferma y por tanto que necesita ayuda y otra que puede prestarle cuidados y por tanto proporcionarle esa ayuda.

Para prestar esa ayuda al paciente es necesario el cumplimiento de una serie de exigencias entre las que destacan la capacitación teórica y práctica, pero sin descuidar otros aspectos que complementan esa capacitación como la comprensión, la benevolencia, la empatía, la paciencia y una comunicación eficaz. Sin embargo, todo esto no es suficiente para asegurar una atención correcta desde la perspectiva de la ética profesional, sobre todo en situaciones de extrema complejidad moral. Ni siquiera es suficiente, aunque sí necesario, tener una buena formación en materia moral y ética. La ética de las profesiones sanitarias aporta un apoyo a los profesionales para evitar que éstos queden abandonados en el momento de tomar decisiones en los casos más complejos éticamente hablando y para evitar que lleven una carga de responsabilidad insostenible que provoque problemas a los pacientes en primer lugar y a ellos mismos en segundo lugar.

Además de la ética profesional, y precisamente para evitar las posibles situaciones de desprotección de los profesionales ante situaciones éticamente complejas o con una carga moral elevada, los centros hospitalarios y a su vez los organismos gubernamentales han actuado implementando mecanismos formales para abordar y procurar resolver dichos problemas creando por ejemplo los comités de ética en los centros asistenciales e institucionalizando la bioética. Institucionalizar la bioética no es sinónimo de que exista una profesión independiente llamada bioética sino que más bien implica que la bioética ha de estar al servicio de las distintas disciplinas y campos. Por ejemplo, en el campo sanitario, una ética aplicada a los profesionales de la salud es necesaria y de gran utilidad.

La bioética ha pasado a formar parte de las instituciones. Los bioéticos han pasado a formar parte del cuerpo docente en las facultades de medicina y enfermería, de organismos gubernamentales a nivel nacional, regional o local, de comités de ética médica hospitalaria (CEH), de comités de ética en investigación (CEI), de comités de bioética gubernamentales de carácter normativo y consultivo (CNC), de órganos políticos y legisladores, etc.

A nivel sanitario surgen innumerables confrontaciones entre los pensamientos de los profesionales, muchos de ellos generados por el alto nivel de conocimientos y desarrollo que las profesiones sanitarias poseen en general. En el marco en el que el profesional sanitario se mueve, emerge la obligación de constatar que la opción terapéutica elegida es la correcta (consultando si precisa con otros especialistas, con comités o comisiones) o que la investigación a realizar cumple los requisitos éticos obligatorios. Es en estos casos donde la ética aplicada a las profesiones de la salud deja evidente su importancia.

La bioética en teoría es relativamente fácil de discutir pero en la práctica difícil de aplicar ya que hay múltiples experiencias personales complejas que producen diversidad de opiniones entre los equipos de salud. Además, las propuestas universales sobre las actuaciones que debe tomar el profesional a veces no son suficientes y dejan abierta la posibilidad de aplicar diferentes opciones según cada caso. Para que la atención prestada sea éticamente aceptable es necesario tener en cuenta las características culturales y sociales, la voluntad del paciente, examinar con profundidad el problema y utilizar los conocimientos científicos con evidencia contrastada.

Los códigos y normativas de la profesión son necesarios pero pueden no ser suficientes para garantizar la protección de los derechos de las personas y, sin embargo, la ética profesional puede servir de referente para que se cumplan dichos requisitos.

# CAPÍTULO 12: Aspectos a reflexionar y Conclusiones

Cuando en 1970 aparece el término "Bioética", acuñado por V.R. Potter, se abre un nuevo camino de reflexión y razonamiento ante las cuestiones ética y moralmente delicadas que surgen de la práctica clínica y de los estudios de investigación, ya que no todo lo que es técnicamente posible es éticamente aceptable.

## Código Deontológico y Ética Profesional:

Lo primero que el profesional sanitario tiene que tener claro es que no es lo mismo deontología profesional que ética profesional. Desde la antigüedad, aproximadamente desde el siglo IV a. C. cuando aparece el Juramento Hipocrático, la profesión médica ha tratado de establecer sistemas de autocontrol para evitar la mala práctica. Este propósito ha continuado a lo largo del tiempo hasta la actualidad como por ejemplo con la aparición de diferentes guías éticas como el "Código" de Nüremberg, la Declaración de Helsinki o el Informe Belmont. El profesional sanitario necesita "algo" que rija la forma de actuar con el paciente, es decir, algo que regule las actividades que realiza en el día a día y estudie la moralidad de las acciones que realiza cada profesión.

Cada profesión dispone de un código deontológico que obliga a cumplir normas en el desarrollo de las actividades profesionales. Esta deontología profesional supone una serie de mínimos (compartidos por el colectivo profesional) que, por el hecho de pertenecer a una determinada profesión, el profesional debe cumplir siempre. Es la síntesis de las obligaciones profesionales. La ética profesional tiene una misión distinta ya que tiene la misión de hacer una reflexión crítica sobre las acciones que los profesionales desarrollan al ejercer su profesión es decir, aporta una serie de exigencias en cuanto a valores que se traducirá en una atención al paciente basada en la excelencia y la responsabilidad y a su vez en la posibilidad de justificar cada acción realizada al paciente.

Un código deontológico básico en cada profesión que oriente la conducta del profesional y corrija las actuaciones incorrectas no es suficiente para garantizar una atención correcta desde todos los ámbitos. La deontología, con sus códigos deontológicos, es una expresión parcial e insuficiente de lo que hay que buscar como profesional. Es decir, el profesional no se puede conformar con los mínimos exigibles en la atención al paciente, sino también debe buscar los ideales que definan la excelencia profesional. La ética de las profesiones sanitarias aporta una serie de orientaciones sobre cómo llevar a cabo una actividad y lleva implícita aspectos importantísimos como la excelencia de la práctica sanitaria, la determinación de los bienes específicos de la profesión (bienes internos) y de los medios más adecuados para producirlos, la presencia de los valores morales y los derechos reconocidos de las personas, exige incorporar la justicia al proceso de toma de decisiones y respetar las decisiones de los pacientes.

Por tanto, se puede afirmar que son disciplinas complementarias y que es preciso que todo profesional sanitario las conozca para ejercer su profesión y para ser un buen profesional.

**Resolución de problemas derivados del contexto de las profesiones**

El contexto actual que rodea las profesiones sanitarias pone en peligro la propia atención sanitaria debido a las influencias o mediatizaciones que dicho contexto produce en su actividad. Las más importantes son la mediatización técnica, la influencia económica y la influencia organizativa o institucional.

¿Qué tiene que hacer el profesional sanitario para evitar que las influencias externas influyan en su actividad sanitaria? Y ¿cómo debe hacerlo?

Partiendo de la base que estas influencias son imposibles de eliminar debido al aumento de la importancia tecnológica y económica actual, la responsabilidad es el pilar que va a permitir al profesional y las instituciones evitar una influencia excesiva.

En cuanto a la mediatización tecnológica, lo que el profesional debe hacer es utilizar la técnica para potenciar el desarrollo de las actividades de cada profesión evitando el enfoque tecnocrático (basado en que los avances tecnológicos son los protagonistas de la atención sanitaria y que todo se reduce a problemas técnicos) pero sin huir de la ciencia.

En cuanto a las influencias económicas, lo correcto para enfocar bien los problemas es mantener un cierto equilibrio entre la mercantilización de la profesión y un cierto altruismo que se desprende por la mera condición de ser un profesional dedicado a la salud, es decir, que el ejercicio de la profesión no sea guiado por el ánimo de lucro sino por una tendencia a estar al servicio de la sociedad pero sin perder de vista que la pertenencia a una profesión es el medio de vida del profesional.

En cuanto a la influencia organizativa, hay que mantener una visión completa de la ética que preste atención a cada uno como persona y como profesional pero también a la organización en que trabaja. De esta manera se puede respetar a los profesionales y al propio paciente. El profesional sanitario en el ejercicio de su práctica clínica institucionalizada debe intentar armonizar sus obligaciones profesionales con las exigencias de la institución de manera que se conserven las responsabilidades y la libertad de cada profesional.

La ética profesional es quien nos ayudará a resolver las dificultades que suponen estas influencias del contexto social en las profesiones sanitarias.

## Cómo debe ser la relación profesional sanitario - paciente

La relación profesional sanitario-paciente pasó de ser de tipo paternalista a ser de tipo participativa. Esta relación ha demostrado numerosas ventajas, pero todavía podemos aspirar a más, pues también tiene deficiencias. Ese próximo paso en el modelo de relación con el paciente es el método deliberativo. Con este nuevo modelo, el arte de cuidar se acercará mucho a más al método ideal al que debemos aspirar.

Es importante tener claro que la base sobre la que se sustentan las profesiones sanitarias es la relación entre el profesional y el paciente y la finalidad que en todo caso se debe perseguir es proporcionar los cuidados necesarios para conseguir aumentar el bienestar de la persona que los necesita.

## Cómo aplicar los principios éticos

Los cuatro principios generales de la ética son el de no maleficencia, el de beneficencia, el de autonomía y el de justicia.

Cómo articular dichos principios en la toma de decisiones a veces es complicado sobre todo porque en muchas ocasiones es necesario priorizar unos principios sobre otros. Ningún principio es independiente de los demás y es imprescindible el diálogo entre todas las personas interesadas y su aportación crítica. En bioética, el procedimiento más aceptado para la toma de decisiones es el llamado "principialismo jerarquizado" que afirma que los principios admiten cierta jerarquía entre ellos y que ninguno tiene carácter absoluto. Los principios de no maleficencia y justicia son de obligatorio cumplimiento con independencia de la opinión y voluntad de las personas.

Por ello están a un nivel superior (primer nivel) que los principios de beneficencia y autonomía (segundo nivel). El primer nivel es exigible a todos por igual (correspondiente a la Ética de mínimos) y, en cambio, en el segundo nivel cada uno expone sus propios valores (correspondiente a la Ética de máximos).

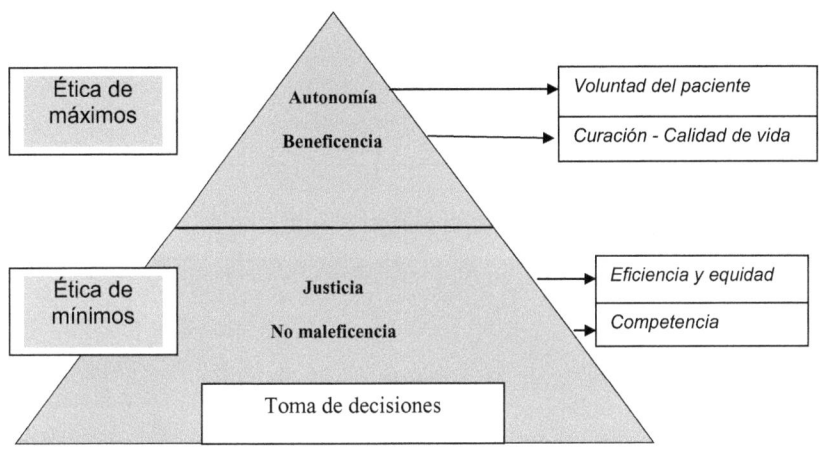

Pueden surgir problemas cuando al aplicar un determinado principio (generalmente del segundo nivel) se transgrede otro principio (del primer nivel) dando por consiguiente más valor al de primer nivel y no siendo necesario seguir el de segundo nivel. Por ejemplo, en caso de que un paciente quiera recurrir a la eutanasia, primaría el principio de no maleficencia al principio de autonomía, no siendo ético aplicar dicha práctica.

Sin embargo, al intentar establecer prioridades en cuanto a los principios éticos, se ha visto gran dificultad cuando se trata de aplicarlos a cada caso concreto. Por eso, la aplicación de los principios requiere tener en cuenta los contextos y las personas que intervienen en cada caso. Los principios sin el contexto que los delimita son vacíos y los contextos y las circunstancias sin los principios éticos producen carencias en la actividad sanitaria. Para entender y llevar a cabo esta jerarquización de principios resulta de gran ayuda la ética profesional.

## Necesidad de una ética profesional sanitaria

Analizando la ética profesional desde distintos puntos de vista se puede concluir que es necesaria en la práctica asistencial sanitaria.

Dentro de la perspectiva de la suficiencia o no de los códigos profesionales en la atención sanitaria, es necesaria para garantizar una excelencia profesional ya que los códigos representan un mínimo de lo que debe ofrecer cada profesión, pero una ética profesional va a proporcionar un análisis de las razones que determinan si algo es bueno y justo, lo que deriva en una atención al paciente buscando la excelencia y no solo conformarse con una atención correcta. En cuanto a las competencias de cada profesional y a fin de evitar el intrusismo, la ética de las profesiones sanitarias y la deontología profesional de forma conjunta deben velar por la defensa y cumplimiento de los derechos de los pacientes y conservar la calidad necesaria en las actividades sanitarias.

Desde el punto de vista de la relación entre profesional y paciente, es imprescindible la ética profesional sanitaria ya que la finalidad de todas las profesiones sanitarias es ayudar al otro y la relación profesional-paciente es un punto clave en la consecución de una atención sanitaria integral, ética y basada en la excelencia. El modelo deliberativo es el modelo que se postula como método a seguir y la ética puede guiar al profesional en dicho proceso.

El extraordinario avance tecnológico al que hemos sido expuestos en las últimas décadas es un signo de desarrollo de la sociedad, pero si observamos que el desarrollo legislativo al respecto no ha sido tal se puede llegar a la conclusión de lo que en principio parece un avance en la práctica es un atraso ya que al no contar con una legislación que proteja los derechos de las personas, se quedan desprotegidos los pacientes y los profesionales.

Una ética de las profesiones sanitarias ayudará sin duda a que esto no suceda.

Las profesiones sanitarias han tenido desde siempre una estrecha relación con la moralidad y, por tanto, se han regido por normas especiales y propias y han requerido una moral especial por la que regir su ejercicio. Además esa moral legitimará sus tareas. Por tanto, una ética específica para las profesiones sanitarias es necesaria para poder afrontar todas las situaciones que surgen en el ejercicio de las profesiones de la salud.

Puede haber opiniones críticas contra una ética profesional sanitaria propia basándose en la situación de privilegio e impunidad que tuvo la profesión médica a lo largo de mucho tiempo (paradigma clásico), de la cual, en ocasiones, se aprovechó dicho colectivo. Pero mirando desde una perspectiva más amplia este hecho, se deben denunciar las "malas prácticas" que se llevaron a cabo y es ahí donde se hace más fuerte la necesidad de una bioética de las profesiones sanitarias ya que esta ética es quién va a servir de defensora de las personas, la que no permitirá que los cuidados proporcionados a los pacientes no persigan el fin para el que están destinadas las profesiones de la salud. Íntimamente relacionado a esto, la ética de las profesiones sanitarias da garantías para que cada profesional busque siempre ponderar los bienes internos producidos por su propia actividad con los externos.

Analizando el consentimiento informado como garantía de la autonomía e información del paciente, la ética profesional va a garantizar que las condiciones o requisitos imprescindibles para su uso se cumplen. El hecho de que el paciente haya otorgado su consentimiento no implica que se esté respetando su derecho a la autonomía y a la información. Además, el consentimiento informado también tiene valor legal y su cumplimiento puede eximir de responsabilidades a los profesionales sanitarios a la hora de llevar a cabo un tratamiento o actuación sobre el paciente. Para garantizar el respeto a la dignidad del paciente (mediante la información veraz y completa y el respeto a su decisión), por un lado, y la protección legal del profesional, por otro lado, es legítimo reclamar una ética profesional sanitaria que ayude a conseguir ambos aspectos.

Para ejercer una profesión sanitaria es imprescindible un conocimiento teórico de los principios éticos básicos y saber articularlos de forma correcta en la práctica. Debido a la complejidad de las situaciones con que los profesionales sanitarios se encuentran a diario en su práctica asistencial, es evidente que se necesita un instrumento que pueda servir de guía y apoyo para poder resolver dichas situaciones con unas garantías éticas con el fin de proporcionar al paciente en todo caso una asistencia integral basada en la excelencia.

## Conclusión

En los últimos tiempos estamos siendo testigos de un desvío en algunos aspectos (sobre todo en el ético) en la dirección hacia la que debe dirigirse la práctica asistencial sanitaria. Esta práctica guarda relación con el enfermo y su contexto, con la relación entre profesional y paciente y con el proceso mediante el cual se toman las decisiones clínicas.

La ética profesional nos aporta las herramientas para realizar el razonamiento previo a la decisión analizando la situación concreta, estudiando las posibilidades de acción y comparándolas, exponiendo y ponderando los principios que entran en juego y por todo ello justificar dicha decisión. También determina el modelo ideal de relación entre quien pide ayuda y quien la presta.

En la actividad sanitaria, toda decisión que el profesional tome en relación al paciente debe acompañarse de una reflexión sobre todos los aspectos implicados en ella y la ética de las profesiones sanitarias es el soporte que sustentará el peso de las consecuencias de dicha decisión.

Por tanto, es imprescindible contar con su presencia, pues el paciente, no es un mero destinatario de las acciones del profesional sanitario, es ante todo persona. Persona con dignidad y derechos. Persona que merece respeto. Y además, que el profesional sanitario tenga en sus manos la salud del otro es un hecho demasiado importante para no exigirse aspirar a la excelencia.

# REFERENCIAS BIBLIOGRÁFICAS

1. Belli LF, Quadrelli S. La ética como filosofía primera: una fundamentación del cuidado médico desde la ética de la responsabilidad. Cuad Bioét. 2010; 21(1): 13-20.

2. De los Reyes M. Introducción a la bioética. Metodología para tomar decisiones en Ética Clínica. Pediatr Integral. 2007; 11(10): 863-872.

3. Potter VR. Bridge to the future. New Jersey: Prentice-Hall Pub, Englewood Cliffs; 1971.

4. Departamento de Humanidades Bioética. Una fórmula para hoy del Juramento de Hipócrates. Centro de Documentación Biomédica de la Universidad de Navarra. 2002.

5. Departamento de Humanidades Bioética. El Código de Nüremberg. Centro de Documentación Biomédica de la Universidad de Navarra. 2007.

6. Departamento de Humanidades Bioética. Declaración de Helsinki de la Asociación Médica Mundial sobre principios éticos para las investigaciones médicas en seres humanos Centro de Documentación Biomédica de la Universidad de Navarra. 2008.

7. Departamento de Humanidades Bioética. Informe Belmont: principios y guías éticos para la protección de los sujetos humanos de investigación. Centro de Documentación Biomédica de la Universidad de Navarra. 2003.

8. Hortal A. Ética general de las profesiones. 2ª ed. Bilbao: Desclée De Broker; 2004.

9. Domingo A. La ética de las profesiones en la formación universitaria. Rev Fom Soc. 2005; 237: 39-56.

10. García D. La apuesta ética en las organizaciones sanitarias. 3ª ed. Castellón de la Plana: Publicaciones de la Universidad Jaime I; 2005.

11. Directiva 2005/28/CE de la Comisión de las Comunidades Europeas del 8 de abril de 2005, 91/13, (09-04-2005). Diario Oficial de la Unión Europea. En: *http://eur-lex.europa.eu/LexUriServ/LexUriServ.do?uri=OJ:L:2005:091:0013*

12. Lolas F. Dimensión bioética de las profesiones. Acta Bioet. 2010; (4): 147-149.

13. García C. Ética de las profesiones. Revista de la Educación Superior. 2006; 35(1): 127-132.

14. Llano A. Ciencia y vida humana en la sociedad tecnológica. Centro de Documentación Biomédica de la Universidad de Navarra. Ética de enfermería: Ética profesional general. En: *http://www.unav.es/cdb/dbcapo7a.html.*

15. ABIM Foundation, ACP-ASIM Foundation, European Federation of Internal Medicine. Medical professionalism in the new millennium: a physician charter. Ann Intern Med. 2002; 136: 243-246.

16. Puyol A. Ética, equidad y determinantes sociales de la salud. Gac Sanit. 2012; 26(2): 178-181.

17. Westerholm P. Professional ethics in occupational health – Western European perspectivas. Industrial Health. 2007; 45: 19-25.

18. Beauchamp L, Childress F. Principios de Ética Biomédica. Bioética&Debat. 2011; 17(64): 1-20.

19. Ferrer JJ, Álvarez JC. Para fundamentar la bioética. Teorías y paradigmas teóricos en la bioética contemporánea. 2ª ed. Madrid: Desclée De Broker, 2003.

20. Gracia D. Como arqueros al blanco. Estudios de bioética. Madrid: Triacastela; 2004.

21. Manzini JL. Relación médico-paciente. Diccionario Latinoamericano de Bioética. 2008. En: *http://unesdoc.unesco.org/images/0016/001618/161848s*.

22. Parsons T. Ensayos de teoría social. Buenos Aires: Paidós; 1967.

23. García F. Paternalismo médico. Diccionario Latinoamericano de Bioética. 2008. En: *http://unesdoc.unesco.org/images/0016/001618/161848s*.

24. Sjöstrand M1, Eriksson S, Juth N, Helgesson G. Paternalism in the name of autonomy. J Med Philos. 2013; 38(6):710-24.

25. Martínez JM. Autonomía e información de los pacientes: del reconocimiento de derechos a la pérdida de confianza. Reflexiones con motivo de la aparición de nuevas normas sobre los derechos de los pacientes al final de la vida. Cuad Bioét. 2012; 23(1): 151-167.

26. Binetti P. Más allá del consentimiento informado: la relación consensual. Cuad Bioét. 2011; 22(3): 509-516

27. Dolcini HA, Yansenson JF. Ética y bioética para el equipo de salud. 1ª ed. Buenos Aires: Akadia, 2004.

28. Uzcátegui O, Toro J. Consentimiento informado. Rev Obstet Ginecol Venez. 2008; 68(1): 1-4.

29. Ley 41/2002 Básica reguladora de la autonomía del paciente y de derechos y obligaciones en materia de información y documentación clínica del 14 de noviembre. Boletín Oficial del Estado, nº 274, (15-11-2002).

30. Rivero O, Paredes R. Ética en el ejercicio de la medicina. 1ª ed. Buenos Aires; Editorial médica Panamericana, 2006.

31. Pranati D. Informed consent: are we doing enough? Perspectives in Clinical Research. 2010; 1(4): 124-127.

32. Ley General de Sanidad 14/1986 del 25 de abril. Boletín Oficial del Estado, n° 102, (29-04-1986).

33. Hansson MG, Chadwick R. Is medical ethics doing its job? J Intern Med. 2011; 269: 366-369.

34. Pandiya A. Readability and comprehensibility of informed consent forms for clinical trials. Perspect Clin Res. 2010; 1(3): 98-100.

35. Petrini C. Person: centre both of clinical ethics and of public health ethics. Ann Ist Super Sanita. 2012; 48(1): 1-4.

36. Gracia D. La deliberación moral, el método de la ética clínica. Med Clin. 2001; 117: 18-23.

37. Gonzalez G. Bioética: ¿se puede hablar de una ética profesional sanitaria? Ágora. 2006; 25(1): 135-165.

38. Lew D. Toma de decisiones médicas. Diccionario Latinoamericano de Bioética. 2008. En: http://unesdoc.unesco.org/images/0016/001618/161848s.

39. Kanekar A, Bitto A. Public health ethics related trainig for public health workforce: an emerging need in the United States. Iranian J Publ Health. 2012; 41(4): 1-8.

40. Arratia A. Bioética y toma de decisiones en enfermería. Cuad Bioética. 1999; 10(3): 512-521.

41. Martínez K. La educación en bioética, camino a la profesionalidad. Rev Calid Asist. 2011; 26(1): 62-66.

42. Campbell AT, Sicklick J, Galowitz P, Retkin R, Fleishman SB. How bioethics can enrich medical-legal collaborations. J Law Med Ethics. 2010; 38(4): 847-862.

43. Departamento de Humanidades Bioética. Declaración de la Comisión Central de Deontología de la OMC sobre las fronteras internas del ejercicio profesional. Los conflictos de límites entre médicos generalistas y médicos especialistas y de éstos entre sí. Principios éticos y deontológicos para dirimirlos. Centro de Documentación Biomédica de la Universidad de Navarra. 2002.

44. Departamento de Humanidades Bioética. Carta de los Agentes Sanitarios. Centro de Documentación Biomédica de la Universidad de Navarra. 2003.

45. Kopelman LM. Bioethics as second-order discipline: who is not a bioethicist? J Med Philos. 2006; 31(6): 601-628.

46. Organización de las Naciones Unidas para la Educación, la Ciencia y la Cultura. División de ética de la Ciencia y la Tecnología. Creación de Comité de bioética. 2005. En: http://unesdoc.unesco.org/images/0013/001393/139309s.

47. Loyola MP. Ética y Bioética en la práctica profesional. 6° Congreso Internacional Retos y Perspectivas de la Facultad de Medicina Benemérita Universidad Autónoma de Puebla. Academia de Ética y Práctica profesional. 2006.

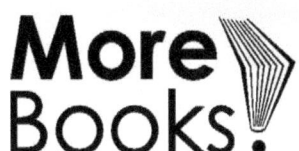

# More Books!

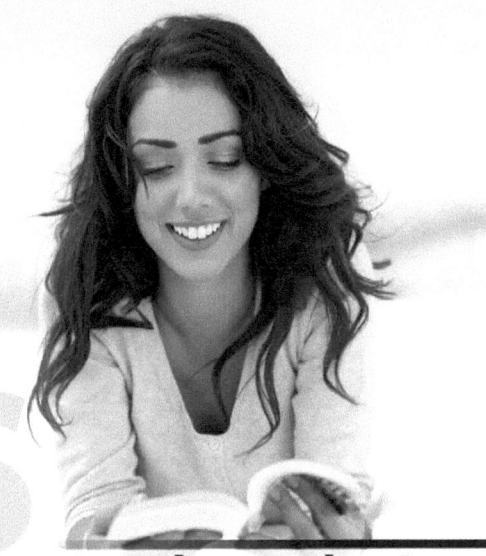

# I **want** morebooks!

Buy your books fast and straightforward online - at one of the world's fastest growing online book stores! Environmentally sound due to Print-on-Demand technologies.

## Buy your books online at
# www.get-morebooks.com

¡Compre sus libros rápido y directo en internet, en una de las librerías en línea con mayor crecimiento en el mundo! Producción que protege el medio ambiente a través de las tecnologías de impresión bajo demanda.

## Compre sus libros online en
# www.morebooks.es

OmniScriptum Marketing DEU GmbH
Heinrich-Böcking-Str. 6-8
D - 66121 Saarbrücken
Telefax: +49 681 93 81 567-9

info@omniscriptum.com
www.omniscriptum.com

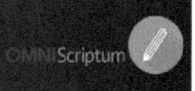

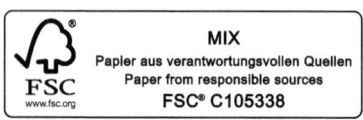

MIX
Papier aus verantwortungsvollen Quellen
Paper from responsible sources
FSC® C105338
FSC
www.fsc.org

Printed by Books on Demand GmbH, Norderstedt / Germany